コロナとワクチン

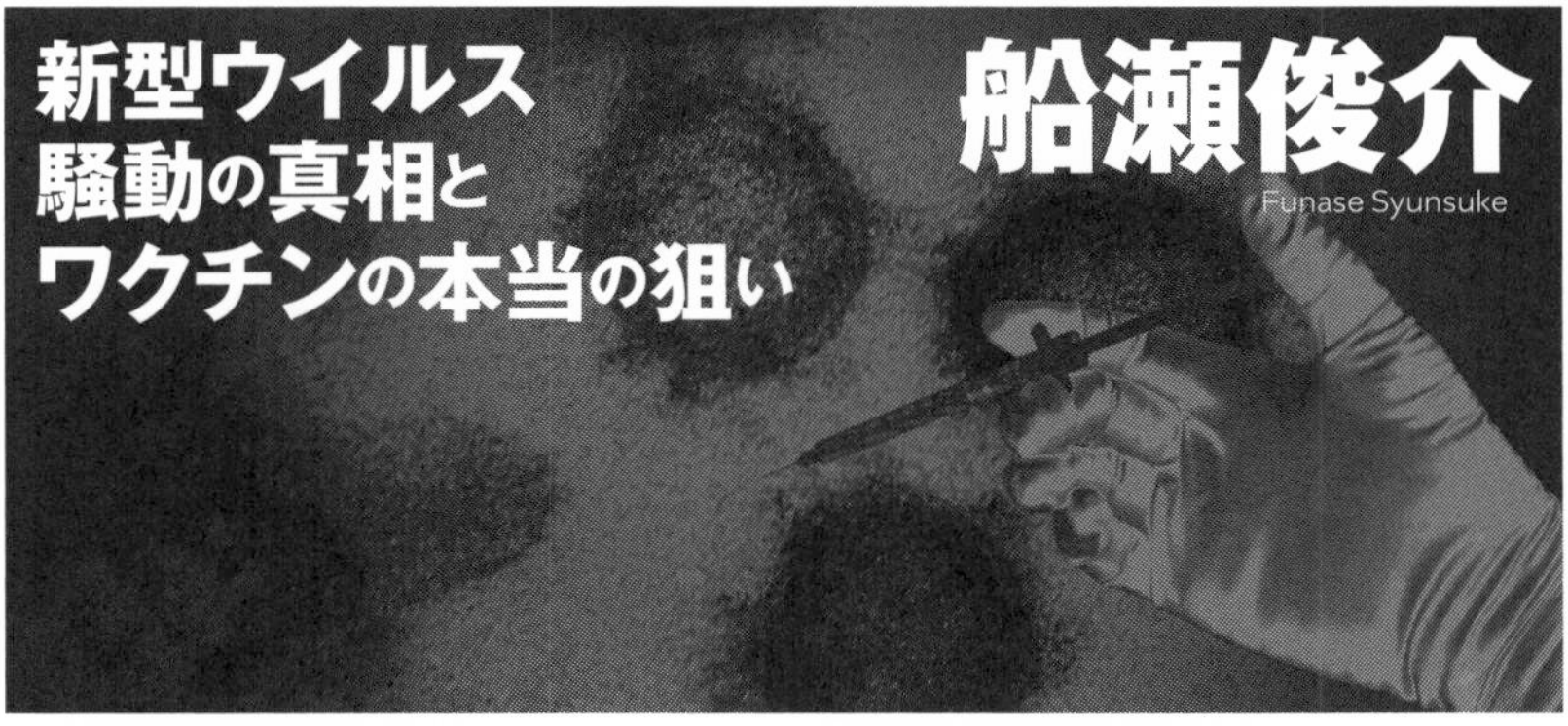

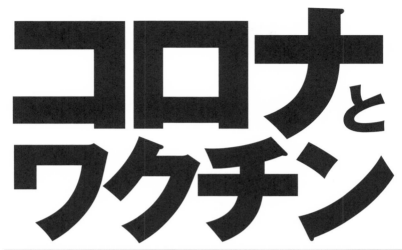

新型ウイルス
騒動の真相と
ワクチンの本当の狙い

船瀬俊介
Funase Syunsuke

共栄書房

コロナとワクチン――新型ウイルス騒動の真相とワクチンの本当の狙い◆目次

第5章 悪魔のワクチン利権に殺到する製薬メーカー

第6章 闇の支配〝ワクチン幻想〟から目をさませ！

プロローグ　致死率〇・一％以下なのに偽パンデミック、バカ騒ぎ

――ＰＣＲ、抗体検査、ワクチン……すべて、ペテンだ

「コロナは詐欺だ！」「街に出よう！」数百万人がデモ行進

●世界で数百万、怒りのデモ行進

「マスクをはずせ！」「コロナは詐欺だ！」

怒りの声が、通りを、市街を、公園を埋め尽くした。

ベルリンで、ロンドンで、世界中で、何百万人ものめざめたひとびとが立ち上がった。

首都の中心部は、身動きできないほどの市民たちが抗議の行進をしている。

空撮写真で見ると、百万人超！　まさに立錐の余地もない。

コロナ詐欺への怒りの熱気が伝わってくる。

あなたは、このベルリン、ロンドンでのデモ写真を見て、あぜんとするはずだ。

ウソだろ。初めて聞いた。ありえない……。

■「コロナは詐欺だ！」数百万デモをメディア黙殺

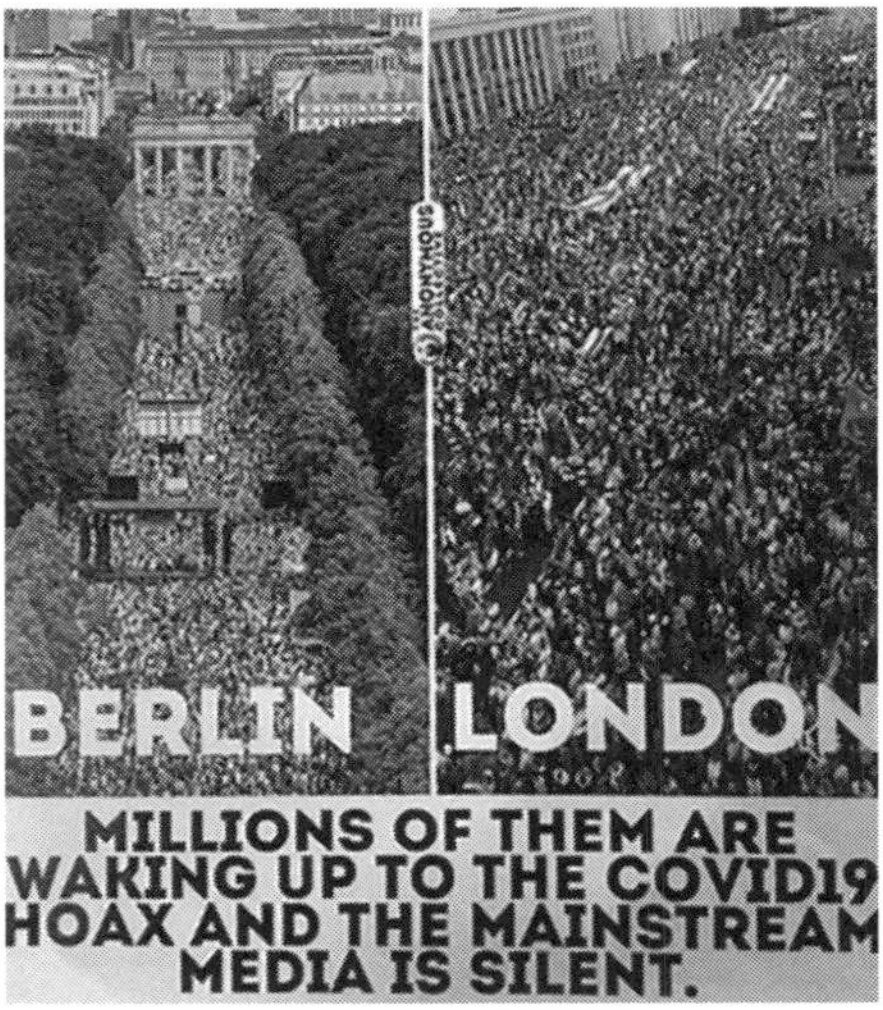
BERLIN
LONDON
MILLIONS OF THEM ARE WAKING UP TO THE COVID19 HOAX AND THE MAINSTREAM MEDIA IS SILENT.

写真 0-1　ベルリンとロンドンのコロナデモ

しかし、いま世界中で、コロナ詐欺にだまされたひとびとの怒りが爆発している。

参加者は、だれひとりマスクをしていない。

あたりまえだ。コロナパンデミックは、まさに壮大なるペテンだったからだ。

それを一言でいえば、〝死ぬ死ぬ〟詐欺……。

そもそもコロナウイルス感染の致死率は、〇・一％以下――一〇〇〇人感染して死者は一人以下。ふつうのインフルエンザより弱いくらいだ。死亡者も平均八〇歳の高齢者で、三つ四つの持病もち。

あっけにとられる。拍子抜けするほどの、コロナ空騒ぎ……。

そのこっけいさは、前著『コロナと5G』（共栄書房）で暴《あば》いたとおりだ。

●インフルエンザに国境封鎖の狂気

インフルエンザは、毎年、毎年……かならず流行《はや》る。

人類は何万年もの間、こうした感染症とつきあってきた。

なのに、〝ただのインフルエンザ〟に、国境封鎖、ロックダウン、外出禁止、営業自粛、「三密」回避、ソーシャルディスタンス、マスク強制……。

まさに、狂気の沙汰の馬鹿騒ぎ。狂ったとしか思えない。

人類は、これほどまでに馬鹿だったのか。知的レベルは、これほど低かったのか……。

じつは今回のコロナ騒動の背景には、底深い陰謀が潜んでいる。

それをわたしは『コロナと陰謀』（ヒカルランド）で暴いた。

人類は、馬鹿ではない。人類は、愚かではない。

世界で、コロナ詐欺にだまされていることに気づいたひとたちが、急激に増えている。

かれらは、人類が恐ろしい陰謀に巻き込まれていることに気づいた。

だから街頭に出て、叫び、訴えるのだ。

「マスクをはずせ！」「コロナは詐欺だ！」

●新聞、テレビ、政府こそが敵だ！

もういちど、**写真0-1**を見てほしい。これは、ネット上で公開された空撮写真だ。

その下にこうある。「MEDIA IS SILENT」（メディアは沈黙している）。

なぜ、百数十万人もの大規模デモを、世界の主要新聞、テレビはいっさい報道しないのか？

完全に黙殺するのか？

その理由はかんたんである。新聞、テレビ、つまり世界のマスメディアこそが、偽パンデミック陰謀を仕掛けた側だからだ。やつらこそが〝ディープステート〟なのだ。

各国政府も同じである。だから、めざめた市民の行動を完全に無視している。

なぜか？　やつらもコロナ詐欺の陰謀を仕掛けた側だからだ。

だから、〝死ぬ死ぬ〟詐欺にめざめたひとびとの空前絶後の抗議行動も、完全黙殺する。

その意味で、コロナ騒動はありがたい。

なぜなら、世界のマスメディアや政府の、真の正体をあきらかにしてくれたからだ。

コロナこそが、メディア、政府の正体をあきらかにするリトマス試験紙だ。

メディアのコロナ報道をみれば、政府のコロナ対応をみれば、敵か味方かが一目瞭然である。

PCR検査も抗体検査も、嘘だらけ

●PCR検査は七ウイルスにも陽性

コロナ詐欺では、さまざまな嘘、ペテンも露見している。

たとえば……PCR詐欺。発明者キャリー・マリス博士自身が、PCR検査について「感染症の診断にぜったい用いてはいけない」とくりかえし断言しているのだ。

理由は「誤診率が高すぎる」。偽陽性率一〇〇%という指摘もある。

PCR検査キット「取扱い説明書」に注目。

「インフルエンザA型、B型など七つのウイルスにも陽性反応する」に絶句……。

コロナ以外の七つのウイルスも陽性と出る！　なら、コロナの確率は八分の一となる。

だから、マスコミは「コロナなど八つのウイルスの可能性のある感染者が×××名」と言わなければならない。

なのに、今日もテレビ・新聞は、「新たにコロナ感染者×××人」と発表。

あきれはてたインチキ報道だ。政府もシレッと嘘の〝患者数〟で警告する。

そもそもPCR検査キット「注意書き」には、「診断や治療に使用してはいけない」と明記されている。

発明者も、「注意書き」も、「感染症診断に使うな」と厳命しているのだ。

なのに、世界中で「コロナが増えた！」「また増えた！」の馬鹿騒ぎ……。

こうした恐怖の狂躁が続けばどうなるか？

人類は確実に恐慌、戦争、殺戮の破滅に、ナダレを打って突き進むだろう。

それだけは、絶対に阻止しなければならない。

●抗体検査はさらにイカサマ

ＰＣＲ検査がいい加減なら、抗体検査もデタラメだ。

ある抗体検査では、ＰＣＲの何十倍も〝陽性〟と出た。

『Science』（２０２０／４／21）記事はショッキング。

「抗体検査を行うとＰＣＲ検査の何十倍ものひとびとが新型コロナウイルス陽性と出る」

米カリフォルニア州では、抗体検査により、新型コロナ感染者はＰＣＲ検査の五〇倍にたっしていた。なら、検査を受けた人、ほぼ全員が〝陽性〟患者にされてしまう。

つまり、抗体検査は、ＰＣＲ以上にイカサマなのだ。

この事実を、しっかり胸にとどめていただきたい。

問題は、これら科学的な事実を、世界のマスコミがいっさい報道しないことだ。

かれらは欠陥だらけのＰＣＲ検査の問題点にすら、目を閉じている。

そして、「コロナ患者が増えている」と、無知な大衆を〝洗脳〟〝扇動〟している。

大衆はその〝洗脳〟装置にカネを払って購読し、ＮＨＫ受信料を律義に払っている。

ばか正直もきわまれり――。

●緑茶、海草、納豆、キムチ……驚きの底力

効果があろうとなかろうと、ＰＣＲ検査や抗体検査は、業者にとっては荒稼ぎだ。

まさに、コロナ特需である。

同様に、製薬会社にとってコロナ危機は、絶好の金儲けのチャンスだ。

アビガン、レムデシビル、クロロキン……マスコミは治療薬利権にのせられている。

ここぞとばかりにさまざまな〝特効薬〟に関する情報を流しまくる。

純粋無垢なる国民は、その情報に一縷《いちる》の望みを抱く。それら特効薬に殺到する。

しかし、海外からじつに興味深い情報が入ってきた。

あなたは、〝ファクターX〟という言葉を聞いたことがあるだろうか？

新型コロナウイルスの疫学的影響には、各国・各地域で有意差がある。

それを決定する要因は何なのか？

〝ファクターX〟を突き止めるべく、世界中の科学者が日夜研究にいそしんでいる。

たとえば、日本では新型コロナ感染者、死者が、欧米にくらべて数十分の一とケタ違い。

そのミステリーに、欧米研究者たちは首をかしげている。

そして――。かれらの到達した結論は、目をうたがうものだ。

「日本人が緑茶を飲んでいるからだ」「海草の常食は抗ウイルス力がある」「納豆がコロナ感染死を防いでいる」……。

〝ファクターX〟は、そんなにも身近でありふれた食品に潜んでいる。

ある研究の結論は、こうだ。

「海草成分フコイダンなどの抗ウイルス作用は、特効薬と期待されるレムデシビルよりはるかに高い」

もしそうなら、副作用の恐ろしいアビガンやレムデシビル投与などばかばかしい。

ワカメの味噌汁を飲むほうが、はるかにかしこく、ラクチンで、お金もかからない。

ちなみに、やはり「韓国では感染者のわりに死者が少ない」ことも、欧米研究者にはミステリーだ。最新の研究報告には笑ってしまった。

「発酵食キムチが、コロナに抗ウイルス作用を発揮している」

……なら、危険千万で高額の薬物療法に殺到するのはオロカである。

アジアの伝統食品を味わうライフスタイルに徹するほうが、はるかにかしこい。

毒物、マイクロチップ混入DNAワクチンの悪夢

●政府買上げ、強制接種、賠償負担！

……偽パンデミックで、いちばんおいしいのが「医療」利権だ。

なかでも、「ワクチン」利権は絶大だ。それにくらべれば、アビガンやレムデシビルなど「治療薬」は、露払いのようなもの。横綱級「ワクチン」利権には、遠くかなわない。

なぜワクチンが、それほど儲かるのか？

その第一は、全国民、全人類に〝強制〟できるからだ。

これほどおいしい医療利権は、ほかにはない。

そして、今回のコロナワクチンは、国家が全量買い上げる。

それを、全量もれなく、国民に強制接種する。

さらに、副作用などで被害が出ても、製薬会社はいっさいの製造物責任をまぬがれる。

その責任から被害者への賠償まで、すべて国家が負担する。

まさに、製薬マフィアにとっては、天国とユートピアがいっしょに来たような話だ。

はやくいえば、製薬会社への利益供与である。

その巨額のカネを負担するのは国庫……つまりは、われわれの血税である。

企業にたいするこれほどの利益供与は前代未聞。その総額は、数千億どころか数兆円単位だ。

これこそ特定企業への便宜供与であり、決定した政治家は、特別背任罪に問われて当然だ。

その政治犯罪スケールは、森友・加計学園スキャンダルなど、足下にもおよばない。

空前絶後の疑獄の腐臭がたちこめる。

●史上初DNA投与で人類モルモット

「……これは、ふつうのワクチンじゃありませんよ！」

高橋徳博士は興奮気味に語る。

「人間にコロナウイルスDNAを注射する。そして、体内にコロナウイルスの抗体を合成させる。こんなワクチンありません。はやくいえば、遺伝子治療ですよ」

ワクチンでないものが、〝ワクチン〟を騙《かた》っている……⁉

「こんな試みは人類初。実験レベルです。なのに、全人類に接種を強制する。人類全体がモルモットです」

こんなことが、いま、実際に行われようとしている。

しかもコッケイなことに、全世界のひとびとが、そのニセ〝ワクチン〟を渇望している。

恐ろしいことに、従来ワクチンですら、「感染症を防いだ」という客観的証拠はない。

医薬品認可の臨床試験ですら、三分の二以上がでっちあげ、ねつ造されている（米国食品医薬品局（FDA）報告）。

ワクチンの別名は「予防接種」。つまり、伝染病を〝予防〟するために打つ。

ところが、感染症を〝予防〟した……という肝心の証拠が、存在しないのだ。

なぜなら、ワクチン接種の時期をみると、すべて感染症が終息してから接種している。

つまり、伝染病が終焉するのを待って、投与しているのだ。

そして、医学教科書などには「ワクチンが感染症撲滅に大いに役立った」と特大筆で記載されているのである。

●生物兵器と電磁兵器で人類攻撃

従来のワクチンですら、完全な詐欺だった……。

暗中模索のＤＮＡワクチンなど、効くのか？　効かないのか？　まったく五里霧中なのだ。

遺伝子〝ワクチン〟なるシロモノは「やってみなければわからない！」。

まさに、バクチ同然の危ない注射なのだ。

なのに政府は、すべて買い上げ国民に強制する……という。

予想外の副作用や犠牲者が出たらどうするのか？

そのときは、製薬会社にはいっさいお咎めなし。国民の血税で尻拭いする。

こうなると、製薬マフィア＝闇勢力イルミナティのやりたい放題だ。

「やってみなければわからない！」

同じ台詞《せりふ》を〝やつら〟は、５Ｇ推進でも吐き捨てている。

こちらも、ただ一回の安全テストもせずに強行している。

「５Ｇが普及すると人類二〇億人が犠牲になる……」

専門家による驚愕の警告だ。

ＤＮＡワクチン注射も、人類未体験の凶行だ。

なにが起こるか、打ってみなければわからない……。

●ゴイム（獣）でなくヒトとして生きる

ワクチンにはそれ以外にも、約一〇〇種類もの密かに配合された有害物が潜んでいる。発ガン物質、不妊剤、神経毒……さらにはマイクロチップまで……。

チップにはＧＰＳ機能など、人類を〝家畜〟として監視するための機能が潜んでいる。

コロナと５Ｇは、人類家畜化のために〝闇の支配者〟が仕掛けてきた二重攻撃だ。

あなたは、甘んじて家畜の未来を受け入れるのか？

そうではあるまい。

あなたにも、あなたの家族にも、ヒトとして生きてほしい。

ゴイム（獣）として生きてほしくない。

そのための手引きとして、この本を活かしていただきたい。

――それが、わたしの望みだ。フザケルナ！　と立ち上がれ。

第1章　見よ、スウェーデンの勝利宣言！

――陰謀はバレた、マスクをはずせ、街に出よう！

「コロナは詐欺だ！」ドイツで三〇〇万人デモ行進

●マスコミと市長の悪質な弾圧

「コロナはペテンだ！」「だまされるな！」

世界で、新型コロナウイルスが〝偽パンデミック〟であったことにめざめたひとたちが、急増している。かれらはマスクをはずし、大群衆となり、デモ行進している。

ドイツの首都ベルリンからの、生々しいリポートだ。

「……二〇二〇年八月一日、ベルリンで『コロナ対策』への大規模な抗議デモが行われました。ビル・ゲイツの実験的ワクチン計画に気づいたひとたちです。『モルモットは嫌だ！』と考えているひとびとが、ますます増えている。『健康の自由』も大きなポイント。政府による一方的で過酷なコロナ対策――都市封鎖、ソーシャル・ディスタンス、マスク強制など――は、ひとびとの自由と権利を奪う」

これは、「ドイツの友からの便り」と題された現地リポート（ロバート・ケネディ・ジュニア氏サイト『Children's Health Defense』掲載）。

参加者は、警察の公式発表でも八〇～一三〇万人というから仰天。さらに当日は、ドイツ全土で大々的に反コロナ対策デモが行われ、約二〇〇～三〇〇万人が参加したという。

日本の一部メディアは、この反コロナデモをきわめて小さな記事で伝えていた。

そこには「ベルリンで反コロナデモ、一万七〇〇〇人参加」とあった。

さすがドイツはちがうな……と感心したのだが、じっさいは、ちがっていた。デモ参加者はさらに、ケタ外れに多かったのだ。

マスメディアはベルリン市長と共謀し、「参加人数をできるだけ少なくみせる」ために、あらゆる手を使った。その悪質な手口を参加者は告発する。

「……デモが始まる何時間も前、早朝の写真を使って、『参加者は一万七〇〇〇人』と報道した」（それでも、おどろくほど多い）

さらに、マスコミ報道は悪質だった。つぎのようにねじまげて伝えた。

「……主催者はごく一部の狂人で、ナチス、陰謀論者、コロナ否定者たちだ」

ベルリン市長にいたっては「参加者は反民主主義者たちだ」と警察に取締り要請したほどだ。

弾圧する警察とメディアはイルミナティの走狗だ

●警察の妨害、YouTube の検閲

「便り」はつづく。

「……集まったのは、ごくふつうのひとたち。コロナ問題を憂える市民、母親、父親、祖父母、医師、弁護士、企業経営者……など。何十万人もがベルリンの街を川のように整然と行進した。参加者は互いに市民の強いエネルギーを感じた。『光と愛と平和と自由』の〝爆弾〟が爆発したように……」

午後になると、警察がデモ中止と排除を強行してきた。理由は「参加者が社会的距離をとっておらず、マスクをしていない」という、言いがかり。

「……それ以上に、参加者の情報拡散を阻止するため、大規模工作が行われた。電波妨害によって、参加者の（実況中継）携帯やカメラが動かず、抗議活動のライブ・

■「マスクを外せ！ 生活破壊を許すな！」怒りの声

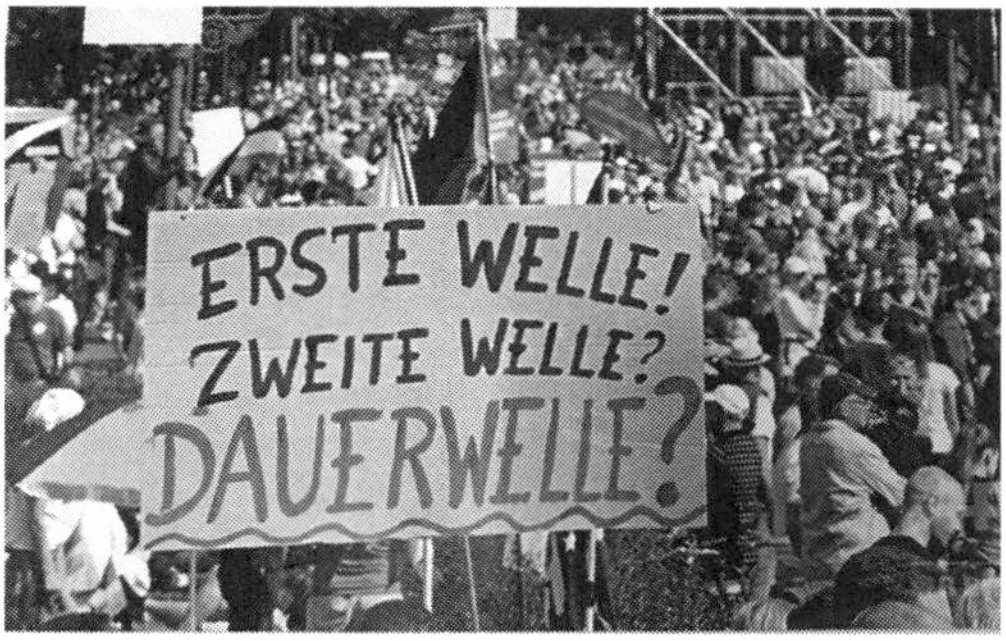

写真 1-1　ベルリンの反コロナデモ（2020 年 8 月 1 日）

ストリームができなくなった。幸い、スイスから来た主催者のカメラは妨害を免れ、抗議行動の全行程をライブ発信できた。しかし、YouTubeは、この抗議行動の写真と真実について、大掛かりな検閲をしてきた（妨害した！）」

市長、警察、マスコミ、さらにYouTubeまで〝敵〟であることがわかった。

〝かれら〟が闇支配者イルミナティの使用人であることも、歴然としたのだ。

それは、別の言い方をすれば〝ディープステート〟（闇の政府）だ。

●主催者や抗議をすると即逮捕

「……メディアは、早々とデモの〝終了〟を流した。しかし、じっさいに警察が電気を止めて妨害し、主催者やスピーカーをステージから追い出したのは、そのずっと後だ。主催者や抗議したひと、数人は逮捕された。しかし、（身柄拘束された）その他のひとびとは、すぐ解放された。警察に法的権限はなかったからだ。参加者は、警察官たちに向かって説得した。『わたしたちは、あなたの家族のために行動しているのだ』『われわれを許せばあなたはヒーローだ』。その説得に、明らかに取締りにためらいを見せる警官もいた」（同）

数多くが、その場を離れずに座り込んだ。そして、高らかに叫んだ。

「われわれは、ここにいる！」

さらに、一部は「人間の鎖」で政府ビルを取り囲み、シュプレヒコールをあげた。

「アンジェラ（メルケル首相のファーストネーム）！　国民はここにいるぞ！」

抗議行動は、このように整然と行われた。

「……主催者たちは、この日の行動を『ガンジー風に無抵抗主義で行う』ことを決めていた。デモを呼びかけた主催者〝Querdenken（水平思考）〟は、当初、参加者を五〇万人と予想していたが、じっさいには一〇〇万人以上が集まった。これを見て、『今後も全土でこの運動を続ける』と宣言している」（「便り」）

このとき、主催者からデモ参加者には次のことが告げられた。

政府の内部通報者によれば、ドイツ政府は九月半ばに、二回目の「ロックダウン」を計画していた。期間は一回目より長く、警察、政治家、メディアもすでに、それに備えて準備を進めている。行政や医療機関が「感染者増加」をしきりに訴え、政治家が「感染テストの強制」を言い出し、メディアが抗議活動を強く非難していたのも、その準備の一環と思える。

しかし、〝コロナ詐欺〟への大衆の怒りの炎をもはや消すことはできない。

八月二九日、ベルリンをはじめドイツ全土で、さらに大がかりなデモがくり広げられた。

このめざめた市民たちの抗議活動は、国境を越えて広がっている。

世界市民vsイルミナティという構図が、はっきりと浮き彫りになってきた。

テレビ、新聞、政府を信用してはいけない

●ネット情報も操作・検閲されている

ドイツの一大抗議行動の一部始終を伝える日本のブログ「WONDERFUL WORLD」は述べている。

「……これほど大きな動きが（メディアで）一切報道されなかった。それは、グローバリストたちが、電波妨害をふくめ、完全に情報の押さえ込みにかかっていたからです。これは、超大事な情報です。ぜひ広めてください」

さらに、同ブログは、以下を熱く訴える（以下要約引用）。

(1) メディアはウソをつく

彼らは政府と産業界の犬。スポンサーに忠誠を誓わないと生き残れないこの世界では、事実を書かない、事実を曲げる、ウソを書くなど、あらゆる「ディスインフォメーション」（ニセ情報）の手法が使われます。よい大人はテレビや新聞の購読などすっぱり止めて、信頼できる筋から確かな情報を「取りに行く」ようにしましょう。

(2) ネット情報は操作される

検索エンジンや動画サイトなどは、とっくの昔にグローバリストの巣窟になっています。連中がよってたかって反対派などを追跡し、分離し、潰してきている。そういうニュースさえ、日本では流れない。

(3) コロナはNWO（新世界秩序）のグローバル・クーデタ

本ブログのコロナ関連記事を通読していただければわかるでしょう。その前段の「ワクチン問題」から見ると、もっとよく理解できるはず……つまり、全体が「フェイク」なんですよ。

フェイスブックも「ワクチン批判」をシラミ潰しで削除。ソーシャルメディアがディープステートであることは、米大統領選でもバレている。

目を覚ませ、行動せよ「自由をわれらに！」D・アイクの叫び

●陰謀論界の巨匠、壇上に立つ

ベルリンと同じく大々的な反ロックダウン集会が開かれたのが、英国ロンドンだ。

二〇二〇年八月二九日、同市内トラファルガー広場で、約三万五〇〇〇人の市民が反コロナ「自由を求める統一集会」に結集した。

そこで、圧倒的な支持者を前に、壇上に登場したのがデーヴィッド・アイク氏。

■「コロナの未来は、絶望の家畜社会だ」

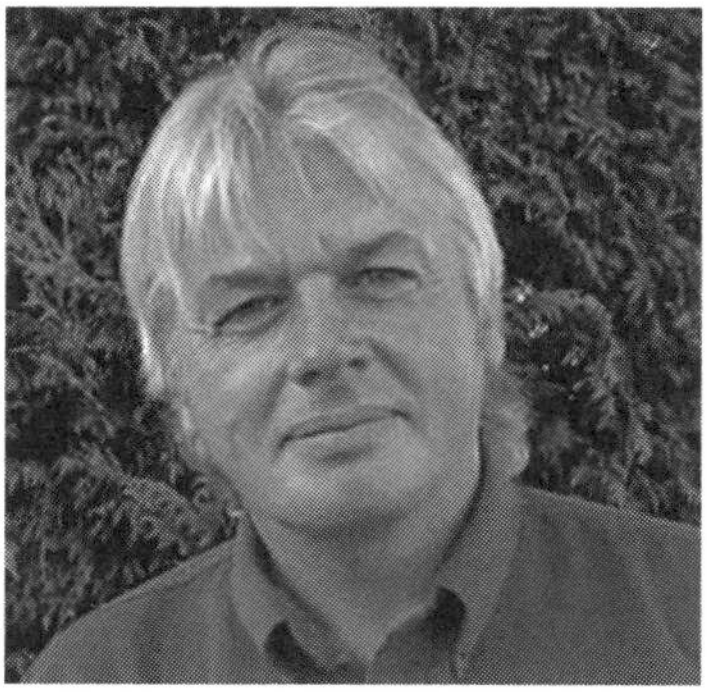
写真1-2　デーヴィッド・アイク氏

彼こそは、生涯をかけてフリーメイソンやイルミナティなど〝闇の勢力〟と対決してきたカリスマ的指導者だ。いわば、陰謀論界の巨匠……。

彼が壇上にあがると、会場は熱狂的な盛り上がりをみせた。

「自由を！」と叫ぶと、万雷の拍手とエールがこれに応じた。

アイク氏が舞台から降りると、熱狂的な支持者に、それこそ映画スターのようにもみくちゃにされていた。

●違反者は罰金など重刑

参加者にとってアイク氏は、まさに救世主のように映ったであろう。

なぜなら〝闇の勢力〟は、コロナ禍を口実に英国でもジワジワと市民の自由を奪い、監視を強化していたからだ。

イングランドでは、七月二四日、店舗や公共施設での「マスク着用」が義務化された。

九月一日からは学校でも、校長の判断で児童・生徒に着用を強制できる。

おとなりスコットランドでは、すでに、一二歳以上の生徒にマスクは義務化されている。

ロックダウン（都市封鎖）は、各地によって異なる。

レスター、マンチェスターなどスコットランドの一部では断行されている。首都ロンドンは、全面ロックダウンこそ一部解除されたものの、「人に会うのは六人まで」「二メートル以上の距離をとる」などが法的に義務化されている。とうぜん、スポーツなども禁止だ。

違反すれば、即逮捕、罰金など重刑が課せられる。

むろん、このロンドン反コロナ集会も例外ではない。

主催者ピアース・コーベン氏が「コロナ特例法」違反で、その場で逮捕された。

彼には一万ポンド（約一三六万円）の罰金が命じられた。

しかし、彼は支払いを拒否、「裁判で争う」ことを表明。仲間たちがカンパを募っている。

●コロナは〝家畜社会〟への案内役

反コロナ集会で喝采を浴びたデーヴィッド・アイク氏。彼は、YouTube の動画で持論を展開している。

「……新型コロナウイルスは、世界的な都市封鎖（ロックダウン）で、中小企業だけが致命的な状況に陥る。そして、エリートによる支配が加速する」

支配の典型が、ベーシック・インカム導入だ。

「……つい先日、ドイツでベーシック・インカムの実験が始まった。しかし、〝はした金〟で、民衆コントロールを容易にするためのワナにすぎない。エリートたちは、この世界をまったくの別物に変えようとしている。そのため、あの手この手でワナを張り巡らせている」

世界的に権力側が強制するマスク着用についても、きびしく批判する。

「……世界中でマスク着用が浸透しているが、これは、人々から個性を剥奪する手段のひとつだ。ゆくゆくは、ＡＩ（人工知能）が人間の脳と接続され、個性は完全に喪失するだろう。そして、知覚自体もＡＩが生み出した〝知覚〟を見せられることになる」

つまり、英国作家ジョージ・オーウェルが『１９８４』で未来社会として予言した世界。そこでは、〝ビッグブラザー〟と呼ばれる人工知能が、すべての人間を管理している。

個性も自由もないディストピア（絶望郷）そのものだ。

カナダ医療保健当局代表は「ワクチン拒否する国民には『外出自由』はない」と暴言。そして「拒否者はマスク着用義務がある」とは！

「コロナワクチン接種証明がないと飛行機に乗れなくなるだろう」。豪州最大カンタス航空ＣＥＯの衝撃発言だ。米国大手も同じ。アメリカ国民の三分の二は、それを〝支持〟している、という。まさに〝洗脳〟の恐怖……。

新型コロナウイルスは、電子〝家畜社会〟への水先案内の役割を果たしている……。

そうアイク氏は警鐘を鳴らす。

世界各地で噴出コロナ抗議デモの熱気

●だまされないぞ！　自由を奪うな！

スペインでも、コロナ抗議デモが盛り上がる。

二〇二〇年八月一六日、首都マドリードに反コロナを叫ぶひとびとが結集した。

新型コロナウイルス対策として政府が課したマスク着用義務や、営業禁止などさまざまな制限措置に抗議する集会だ。参加者は、口々に「自由を！」と叫び、気勢をあげた。

かれらは、自由主義者や陰謀論者さらにワクチン反対者など多士済々。おのおの、手製プラカードを掲げ、数百人がデモ行進した。

そこには「マスクは命取りになる」「われわれは、恐れない」、さらに「ウイルスは存在しない」などの文字も。

スペイン北東部の街から参加した主婦ピラール・マルティンさん（五八歳）は語る。

「……各国政府は、人々の自由を奪うため、感染数を水増ししてる。だからはるばるデモに参加したのよ」

スペインでもご他聞にもれず、法律によって公共の場でのマスク着用が義務化されている。

しかし、デモ参加者の多くは、ノーマスクで行進した。

同国では「ロックダウン」が、六月二一日に三カ月ぶりに解除されている。

今回のデモは政府が「ディスコ閉鎖」「二メートル以上ソーシャル・ディスタンス義務」などを定めた新規制発表の二日後だった。

●反対潰《つぶ》しネット工作員も暗躍

八月八日、カナダ・モントリオールでも「マスク強制」反対の大規模デモが行われた。

参加者は最大一〇万人にたっした。

「……CBCによれば『参加者のほとんどはマスクをしていなかった』『自由を求め、政権やコロナ対策への反対スローガンを手にしていた』そして、『デモ参加者は強制マスクはアンフェアであり、コロナの脅威はメディアが報道するほどではないと考えている』。でも、『コロナ・クーデタ』の目的は市民の権利を根こそぎ奪うこと。そのために『事実』は徹底的に隠蔽され、反抗の波は叩かれる」（ブログ「WONDERFUL WORLD」）

なお、ネット上で個人攻撃などを生業《なりわい》とする悪質ネトウヨ工作員も、〝闇の勢力〟の走狗として暗躍している。

「……（各地の反コロナデモ）『そんなデモなどなかった』『写真はフェイク』と工作員コメントが入っていますが、写真がフェイクといいながら、何時間にもわたる生ストリーミング配信や動画には言及しないバカらしさ。

メディアはデモ主催者や参加者を『極右、ネオナチ』などと決めつけているが、これは、行動へ参加する市民をためらわせるのがねらい。また、参加者を極端に過小評価している（CBCが一万七〇〇〇人、ガーディアンが二万人）。これは、『デモはごく少数の不平分子の反抗』で、『とるに足りない』ことを国民に印象づけようとしている」

「……これらすべてが意図的なディスインフォメーション。現代のようなネット時代に、メディア報道の真実性を担保し、誤報を罰する法規制が必要です。そうしない限り、スポンサーに都合のいい記事しか流れず、地球規模の詐欺がくりかえされる（すでにくり返されている）」（同）

スウェーデン勝利宣言、感染・死者とも激減！

●〝集団免疫〟政策は有効だった

「……わが国の戦略は有効だった」

スウェーデン政府で主任疫学者を務めるアンデンシュ・テグネル博士は胸を張った。

同氏は、同国政府のコロナ対策を陣頭指揮する最高責任者。

その彼が二〇二〇年七月二一日、政府を代表して公式に発表した。

「……新型コロナウイルス対策として導入した〝集団免疫〟戦略は、正しい選択だった」

■三密、マスク不要、スウェーデンの日常

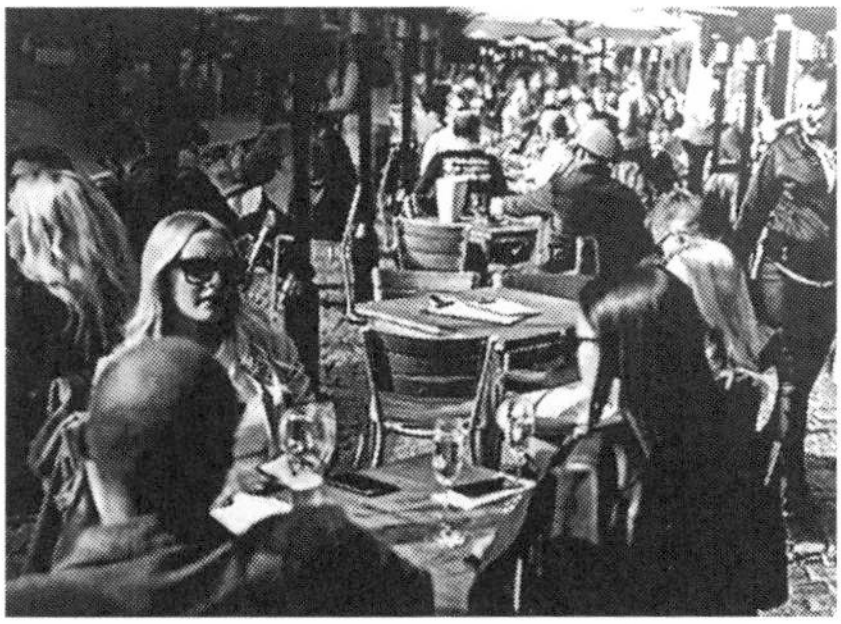

写真 1-3　ストックホルム市街の様子

博士たちがとった措置は、他の国々とはまったくの真逆だった。

集団免疫とは、どういうものか？　それは「コロナウイルスの感染を防ぐのではない。ぎゃくに感染させる」。そのことで国民に〝集団免疫〟を獲得させるのだ。

だからスウェーデンは、各国がとった国境封鎖も都市封鎖もしない。店舗の営業停止も外出禁止も、いっさい行わない。それどころか、〝三密〟回避、ソーシャル・ディスタンスさらにはマスクすらしない。

首都ストックホルムの盛り場の写真をみると、〝三密〟どころか、目一杯に賑わっている。そして、マスクをしている人も皆無。みんな、じつに楽しそうだ。

ここでは、世界のコロナ騒ぎがウソのように思えるだろう。それどころか、偽パンデミック狂気の馬鹿騒ぎが、ありありと理解できる。

●何もしない〝自然体〟の勝利

当初、世界各国はスウェーデンの〝集団免疫〟政策を、一方的に攻撃した。

「国民に犠牲を強いる殺人的政策」「いずれ感染爆発が起こるだろう」

しかし、結果は他国の〝期待〟とは逆だった。

七月二一日、記者会見でテグネル博士は、自信と共にこう言った。

「……最新データでは、一日あたりの感染者数が急激に減少しています。死者数も急減していま す。これは〝集団免疫〟戦略が機能し、コロナウイルスへの免疫が、すでに国民に比較的に獲得されていることの証しです」

それまでに公表された累積死者数は、五六四六人。それが、七月二一日は七人のみ。集中治療室に入った患者はゼロ。感染者、死者とも激減している。

しかし、これを〝スウェーデンの奇跡〟と称《たた》えるのも、いささか変だ。

『コロナと5G』（共栄書房）で解説したように、信頼に足る研究によれば、新型コロナウイルス致死率は〇・一％以下……。ふつうのインフルエンザより弱いくらいだ。

インフルエンザは毎年流行する。そのたびに国境封鎖していたら、バカである。

気が狂ったも同然の対応といわれるだろう。

ロックダウン、営業規制、外出禁止、〝三密〟回避さらにマスクの強制……。

すべてが狂気の沙汰なのだ。

つまり、全世界の人類が、完全に気が狂ってしまった。

唯一正気だったのはスウェーデンと、その他カンボジア、ベラルーシの三国のみ……。

●いつもと同じ日々、他国は激変

スウェーデンは、「何もしない」ことで勝利したのだ。

同国政府は、称賛されても面映《おもは》ゆいだろう。いつものインフルエンザ同様、何もしなかっただけなのだから……。唯一の例外は、集会の自粛要請のみ。それも、二〇二〇年一〇月からは五〇〇人までの集会はOKとなった。

同国に在住する、みゆきポアチャさんが、現地リポートを『現代ビジネス』に寄せている。

「……グーグルのデータによると、この間のスウェーデン人の行動パターンは、レストランやショップ、およびエンターテインメントに関連する活動の動きは一月〜二月に比べて三月〜四月は一三％減少したが、公園など野外へ出かける人は八二％増加している。

ちなみに近隣諸国と比べると、レストラン・ショップ・エンターテインメント関連活動は、同期間にフィンランドでは四五％減、ノルウェー四三％減、デンマーク二二％減である。厳格な封鎖策が実施されているイタリアとスペインでは九二％の減少だ。つまりスウェーデン人の行動様式は多少変化はしたものの、近隣国と比較するとほとんど変わっていない……」

これはすなわち、偽コロナパンデミックによる経済破壊の差といえる。

〝やつら〟の狙いは健康破壊ではない。経済破壊なのだ。それから恐慌を引き起こす。

失業者を溢れさせ、軍隊が雇用し、世界を軍国主義一色に染める。

そうして、世界を二つにブロック化し、資源、食糧、エネルギーを奪い合わせる。

そこにマッチを擦って投げ込めば、ボンッ……！　第三次世界大戦の勃発だ。

真の狙いは、この大量殺戮による人口削減の後に宿願の人類家畜社会を建設することなのだ。

●感染四〇％で〝集団免疫〟達成

四月一六日の時点で、テグネル博士は〝集団免疫〟成功の手応えを得ていた。

五月七日、ストックホルム市リンケビー地区では、アル・シャカージ医師が報告している。

「……この地区では、〝集団免疫〟がほぼ達成されたようである」

五月九日、ストックホルム大学トム・ブリトン教授が、英国ノッティンガム大学との共同研究で、数理モデルを用いて説明している。

「……スウェーデンの人口の四〇％が免疫を持てば、〝集団免疫〟が達成できます。すると、ストックホルムの感染拡大は六月中旬に止まります」

同教授によれば「英リバプール別グループの研究も、ほぼ同じ結論に到達している」という。

ハーバード大学の著名な疫学者マーク・リプシッチ教授も、この説を支持する。

〝集団免疫〟理論のブリトン教授数理モデルは、このように各方面から絶賛支持されている。

もはや、勝負あった！

■ロックダウン、外出禁止、マスクなしスウェーデンが正しかった

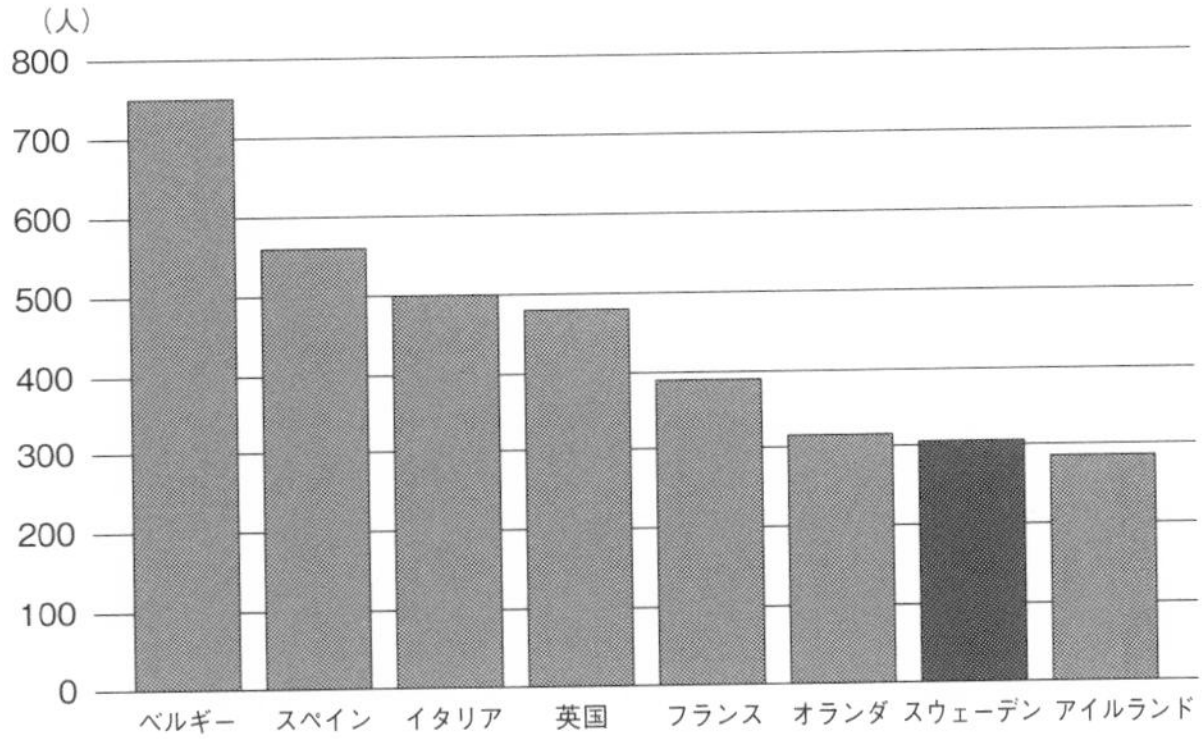

グラフ 1-4　人口 100 万人あたりのコロナによる死者数（2020 年 5 月 10 日時点）

■致死率インフル以下、「何もせず」が正しかった

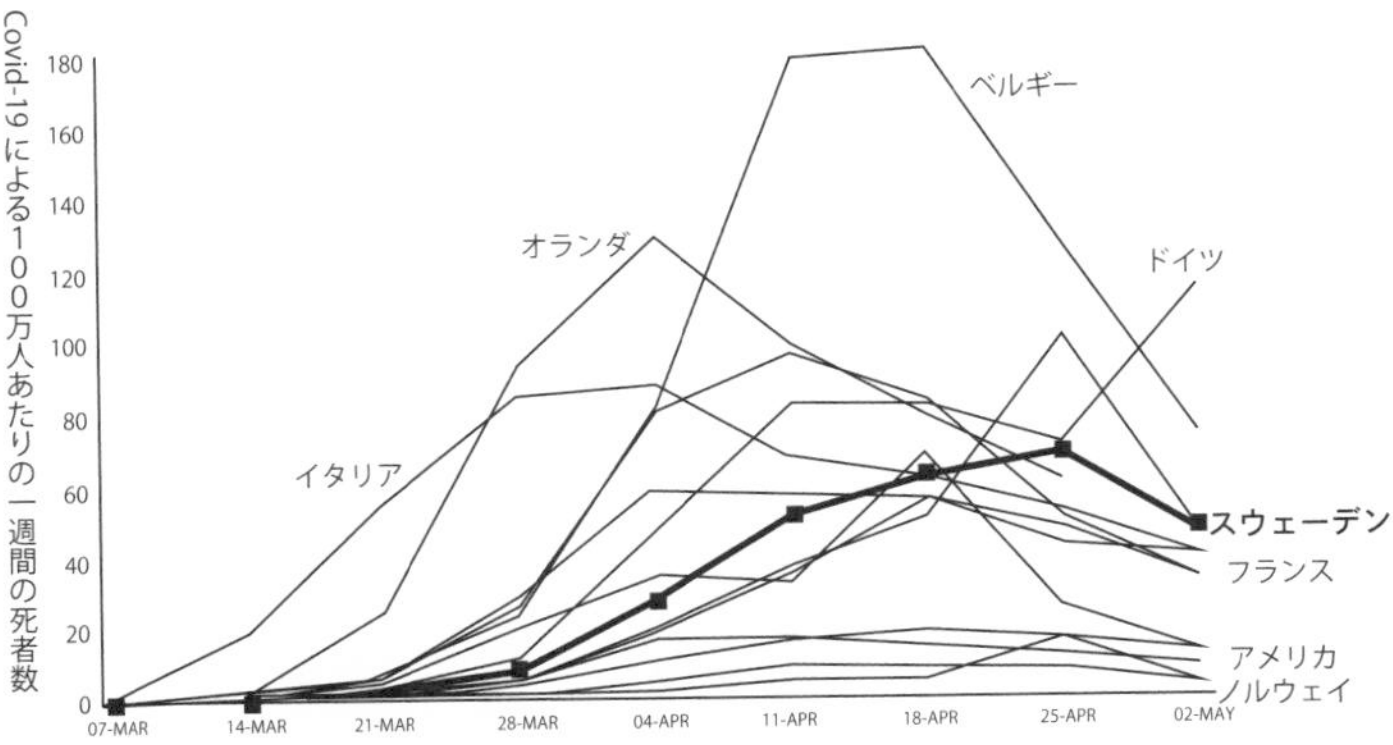

グラフ 1-5　欧米 13 か国の新型コロナ死亡率の比較
出典：The Blog Mire

■ほとんどの死者は高齢者で持病持ちである

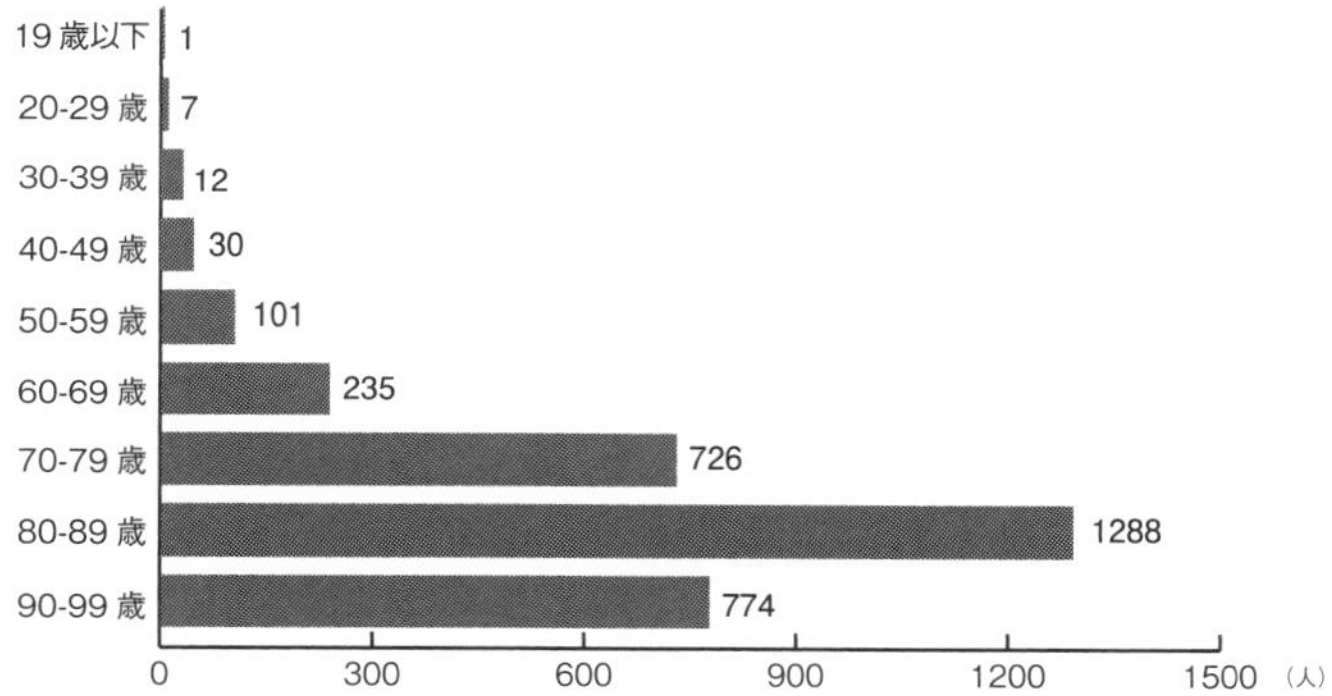

グラフ1-6　コロナによる年代別死亡者数（スウェーデン）
出典：現代ビジネス

●狂いまくった他国が異常だ

スウェーデンの勝利を客観的に証明するデータもある。

グラフ1-4は、欧州他国と比較したスウェーデン一〇〇万人あたりコロナ死者数だ。「何もしなかった」放任主義のスウェーデンが、ベルギー、スペイン、イタリア、英国、フランス、オランダよりも少ない！　まさに皮肉というしかない。

グラフ1-5は、欧米一三か国コロナ死者の変化だ。やはり、国境封鎖、ロックダウンなど強硬政策を取ったイタリア、オランダ、ベルギーなどのほうが、はるかに死者が多い。

さらに注目すべきは、コロナ死亡者の平均年齢が八〇歳前後と高齢であること（**グラフ1-6**）。

これは、イタリアなどにも共通する。

そして、患者は三つ、四つの持病を抱えている。

だから、死亡しても、真の死因は分からない。

毎年、インフルエンザなどで高齢者が亡くなっている。コロナも同じパターン。つまりは、ふつうのインフルエンザと変わりはない。

スウェーデンも、毎年流行するインフルエンザと同じ対応をとっただけ。

「なにもしない」というふつうの対応だ。

つまりは、スウェーデン以外の国が狂いまくった対応をしたため、ぎゃくにスウェーデンが異様に見えた、というオチがつく。

●高齢、介護、持病、認知症……

スウェーデンの〝コロナ死〟のほとんどは、八〇歳以上だった。

二〇一九年、同国の七〇歳以上の高齢者は一七〇万人。そのうち一八％が要介護者。そして、新型コロナ感染症による死亡者の九〇％が七〇歳以上の高齢者だったのだ。

「……死亡した高齢者の約八〇％が要介護者である。スウェーデンで高齢者を中心に死亡者が多く出たのは、介護施設でのクラスターが多発し、自宅に住む高齢者へもヘルパーを介して感染が持ち込まれたためである」（『Forbes Japan』2020／8／19）

つまり、コロナで死亡するのはほぼ高齢者といってよい。

それは、多くの調査が証明している。

「……多くの犠牲者が出た介護施設であるが、介護施設の入居者の過半数は認知症を患っており、残りは、基礎疾患を複数持つ全身状態の良くない高齢者。入居してから死亡するまでの期間は比較的短いことが知られている」（同）

●コロナ確率は八分の一以下

同じことはインフルエンザや肺炎でも起こる。

世界統計では毎年、肺炎で約一五〇〇万人が亡くなっている。

人は、なんらかの病気あるいは原因で亡くなる。それが、自然の摂理である。

連日、メディアは「今日はコロナ死者が×××人」と公表している。

そのバカバカしさに、そろそろ気づくべきだ。

忘れてはいけないのは、コロナ診断の根拠とされているPCR検査のデタラメさだ。

検査キット「注意書き」に「七種類のウイルスなどにも〝陽性〟反応する」と明記されている。そこには、インフルエンザA型・B型、肺炎ウイルス、アデノウイルス、パラインフルエンザ、さらにはクラミジア、マイコプラズマまで……。

これらは、いつも身のまわりにある、きわめてありふれたウイルスだ。

PCR検査〝陽性〟と出たら、これらウイルスの反応である可能性が、極めて高い。

新型コロナに反応するとしても、その確率は少なくとも八分の一となる。

さらに、「注意書き」は「七つのウイルスなど」という意味だ。

その他ウイルスにもPCRは反応してしまう。

アメリカの高名な学者が匿名で衝撃発表を行っている。

実験によってPCRは、ふつうのコロナウイルスにも〝陽性〟反応する！　という。

地球上に存在するコロナウイルスは約二万種……！

PCR検査〝陽性〟者は、今回の新型コロナ以外の可能性も大いにありうる。

これらを考えると、スウェーデンを含め〝コロナ死〟と公表された数値は、じっさいのところ八分の一以下と考えたほうがよい。

じっさい、きわめて多くのコロナ死者が発生した――と公表してきたイタリア政府は、〝死ぬ死ぬ詐欺〟ではないか？　という追及に耐えかね、「本当の死者数は発表数値の一二％である」と訂正している。同様に米CDCも、真実の死者数は発表数値の六％と公表！

ただただ唖然とする。

スウェーデンにはマスク義務すらない

●だれもマスクをしてない！

「……スウェーデンでは、いまだマスク使用が勧められていない」

『Forbes Japan』のリポート（2020／8／20）だ。

「……パンデミック発生当初は、マスクの感染予防や感染拡大防止に関するエビデンスはほとんどなかった。パンデミックを通して、マスクにある程度の効果があるとする報告が少しずつ出始め、WHOを始めとして多くの国がマスクを推奨するようになった。

しかしながら、マスクの意義に関するエビデンスが確立された訳ではなく、ソーシャル・ディスタンスを取ることが第一であることは、多くの専門家の意見が一致するところである」

これは、インフルエンザなど他の伝染病対策でも、イロハのイだ。

だから、スウェーデンがとった政策は「集会の規制」と一部「学級閉鎖」のみ。

インフル対策としては古くから常識だ。

しかし、国家によるマスク強制は、いくらなんでもやりすぎだ。

世界的コロナ騒動にもかかわらず、同国内では、マスクをしている人はほとんどいない。

首都ストックホルムなどのカフェや盛り場でも、マスク姿はゼロ。地下鉄や公共交通でもマスクは一人もいない。

日本人にとっては、信じられない光景に見えるだろう。日本では、電車も、デパートも、居酒屋ですら、マスクなしでは乗れない、入れない雰囲気だ。ユニクロなどの店舗でも、マスク、手消毒無しでは入店拒否だ。さらに体温測定が、いまやどの店、施設でもあたりまえ。

そんな日本人がスウェーデンを訪ねたら、まるで異世界にまぎれこんだ思いがするだろう。

ぎゃくに、この国の人が他国に行ったらどうか？

全員マスクだらけであることに、びっくり仰天するだろう。

●病院内でもマスク姿はない

……八月三日WHOの記者会見でも、マスクを推奨してはいるが、テドロス事務局長自ら「マスクは常に携帯し、ソーシャル・ディスタンスを取ることが難しい場合には使用するようにしている」と発言。つまり、WHOトップですら、ふだんはマスクをしていない！

同様にスウェーデン側責任者テグネル博士も強調する。

「……マスクを過信し、対人距離をとらない。それは本末顛倒です」

だからスウェーデン公衆衛生庁は、マスク推奨すらしていない。

病院でも、医師・看護師ですら、手術などの処置以外ではマスクをしていない。

では――。国民全員がマスク強制されている国と、まったくマスクなしで日常をすごしているスウェーデンと、いったいどちらが正常なのか？　まともなのか？

言うまでもなく、スウェーデンが正常なのだ。それ以外の世界は、確実に狂っている……。

世界は、これまでの新型コロナウイルス対策をリセットすべきだ。

いまからでも遅くない。スウェーデン方式に今日からシフトすべきだ。

ばかばかしい騒ぎは、もうおしまいにするときである。

「世界モデルだ！」ＷＨＯも様変わりで称賛

●スウェーデンの成功に続け！

スウェーデン選択の勝利は、もはやだれの目にも明らかだ。

すると……。同国の〝集団免疫〟政策を批判してきた国やＷＨＯにも大きな変化がみられるようになった。

四月三〇日、ＷＨＯエグゼクティブ・ディレクター、Ｍ・タイラン博士はこう称賛した。

「……スウェーデンは発生の最初から、すべての正しい動きをしてくれた。この国は、新型コロナウイルスとの戦いにおける世界のモデルである」

さらに、こう付け加える。

「……ロックダウンされていない社会にもどりたい？　なら、多くの点でスウェーデンが将来モデルとなると確信する」

なんとまあ……苦笑するしかない。これまで同国の対策をクソミソに批判してきたＷＨＯのセリフとも思えない。まさに手の平返し。つまりはＷＨＯも、スウェーデンの成功の前にグウの音も出なくなったわけだ。

ともあれ、ＷＨＯは白旗をあげ宣言した。

「世界よ、スウェーデンの成功に続け！」

●憲法は「移動の自由を保障」

スウェーデンは国境封鎖やロックダウンなど、強行措置をとらなかった。

その理由の一つに憲法の存在があった。

「……ロックダウンができなかった大きな理由の一つは、憲法のしばりがあったことだ。スウェーデン憲法では、国民の移動の自由が保障されている。つまり、国が国民の移動を規制できないことになっている。

また同憲法では、公衆衛生庁などの公共機関は政府とは独立しており、政治主導の意思決定はできない。感染症対策に関する法律には、感染症対策を担当するのは公衆衛生庁であると明記されている。つまり、感染症対策は政府の影響を受けることなく、公衆衛生庁が指揮を取ることが法律上担保されているのだ」（『Forbs Japan』前出）

イヤハヤ……どこかの国とは、おおちがい。

日本では憲法など、もはやあってなきがごとし。戦後、政権政党の自民党は、勝手な解釈で憲法をねじまげ、骨抜きにしてきた。それにたいし、スウェーデンの対応は見事である。

また、安倍前首相は〝政治主導〟が口癖だった。しかしスウェーデンを見よ。省庁の独立性を認めている。日本では〝政治主導〟と称して、官邸があらゆることに口出ししてきた。

そして、省庁が政権に忖度《そんたく》するようになり、疑惑と不正の温床となった。

スウェーデンは民主主義の原理をつらぬいた。この点も、おおいに学ぶべきだと思う。

スウェーデンGDP損失はEUで最低

●唯一プラス成長した国

「……生物兵器新型コロナの目的は、健康破壊でなく、金融破壊である」

『コロナと5G』（前出）で、わたしは断言した。

国境封鎖、ロックダウン、外出禁止など、もろもろの〝コロナ対策〟は表向きだ。

〝やつら〟の真の狙いは、世界の金融と経済を破壊することなのだ。

そうして、全世界を不況からコロナ恐慌に叩き落とす。あとは失業者救済の名目で軍隊が大量雇用し、軍国主義を育て、第三次大戦に誘導する……。じつにわかりやすいシナリオである。

しかし、スウェーデンだけはその企《たくら》みに乗らなかった。

そして同国は、国民の健康を守ると同時に、国家の経済も守ったのだ。

ただし――。スウェーデンもコロナ偽パンデミックで、経済は無傷ではすまなかった。

国境封鎖などにより最大の打撃を受けるのは輸出だ。

ヒト、モノ、カネの動きをストップさせる。国際経済が麻痺するのも当然だ。

■コロナ“死ぬ死ぬ”詐欺から経済も健康も守った

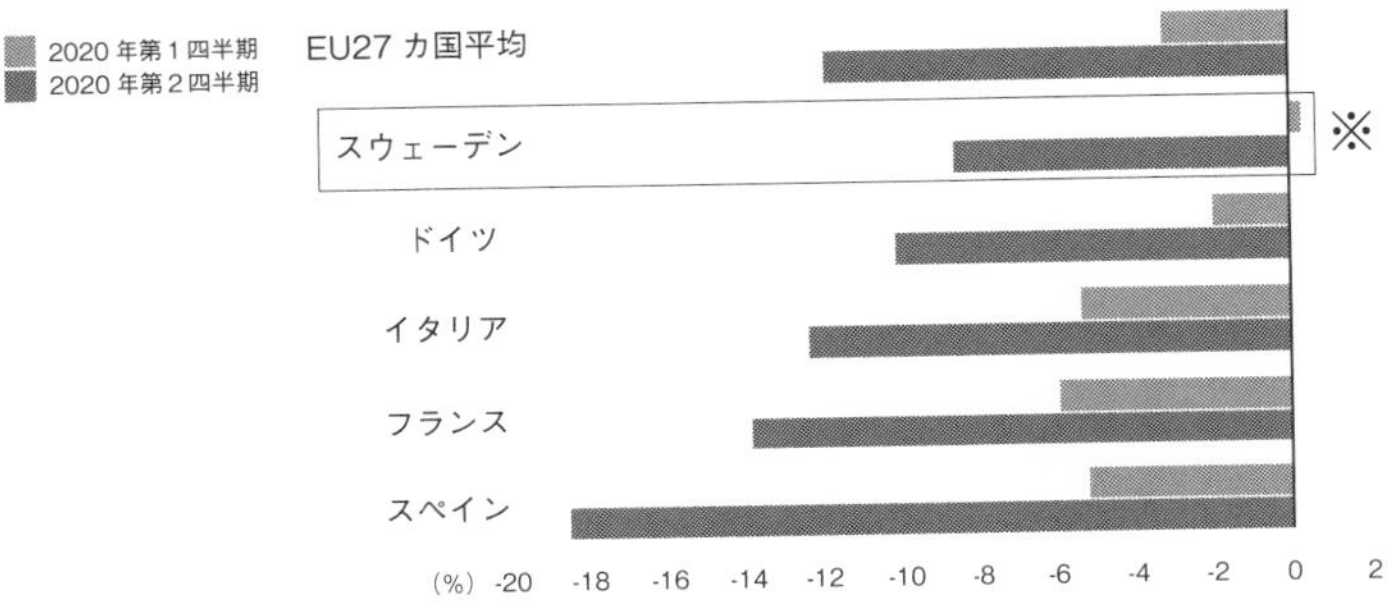

グラフ1-7　EU諸国各国の輸出のGDPにおける割合
出典：Eurostat/Statistics Sweden（Q2fig）

スウェーデンの輸出のGDPに占める割合は四七％にたっする。経済のほぼ半分を輸出に頼っている。前出『Forbs Japan』の記事は伝える。

「……輸出量の七三％はヨーロッパ諸国で、残りはアメリカと中国である。したがって、全世界を巻き込んだパンデミックでは、内需だけではなく外需への影響は避けられないため、スウェーデンの経済も大きな打撃を受けた」

しかし、ロックダウンを行わなかった同国は、他国と比較すると大きな成果を上げた。

「二〇二〇年第一四半期のGDPは、スウェーデンはユーロ圏で唯一プラス成長した国であった。第二四半期におけるGDPの落ち込みは8・6％で、他のロックダウンしたヨーロッパ諸国ほど経済への打撃は受けなかった……」（同）

グラフ1-7は、EU平均、スウェーデン、その他四か国のコロナパンデミックにおける「GDP減少率」の比較である。

各国、コロナ禍で軒並みＧＤＰは大きく落ち込み、マイナス成長になっている。

しかし、その中でもスウェーデンの落ち込みは、もっとも少ない。それどころか、第一四半期で、わずかながらもプラス成長している（※印）。

見事である。経済を守るためにも、「スウェーデンにつづけ！」と声を大にして言いたい。

世界よ、日本よ、スウェーデンにつづけ！

●九か国比較、対策は無効だ

各国コロナ対策の無効性を証明する研究報告は他にもある。

イスラエル、テルアビブ大学のイツハク・ベン・イスラエル教授（数学）もその一人だ。

彼は独自の数学理論で、新型コロナ感染率を算出、比較している。

対象としたのは、米国、英国、スウェーデン、イタリア、イスラエル、スイス、フランス、ドイツ、スペイン……の九か国だ。

「……その結果、これらの国々の感染者数の推移パターンは、まったく同じであることが判明した」（同教授）

これら九か国で、国境封鎖、ロックダウンなどの規制をいっさいしないで放任主義をつらぬいたのは、スウェーデンのみ。ところが……である。

「……イスラエルのように、厳格な隔離政策を実施した国々でも、スウェーデンのように、今もパブやカフェが通常営業しているような対策の緩和な国でも、感染状況は同じだった」

●無視、黙殺は許されない

もはや結論はあきらかだ。世界中の滑稽なるコロナ対策は、〝喜劇〟で終わったのだ。

各国は、それを率直に認めるべきである。

WHOトップレベルは、一八〇度方向転換して、スウェーデンを「コロナ対策の理想モデル」と激賞している。その変化を、われわれは前向きにとらえるべきだろう。

――過ちに気づけば、改めればいい――

もっとも卑怯、醜悪、姑息なのは、見て見ぬふりだ。

自らの面子《めんつ》のためか、はたまた〝闇の支配者〟からの指示、命令か？

いずれにせよ、スウェーデンの勝利を黙殺、無視することだけは、絶対に許してはならない。

しかし、日本のテレビ、新聞は、スウェーデンの勝利についていっさい触れない。流さない。

いや、触れられないのだ。いまだかれらは、〝闇の力〟に怯《おび》えている。

情け無し。恥を知れといいたい。

わたしはあえて、わが愛する日本にもういちど言う。

「……日本よ、スウェーデンの勝利につづけ！」

コロナは、すでに終わっている……!?

●感染はピークに達し沈静化

イスラエルのイツハク教授は、九か国研究報告で重大なコメントもしている。

「……これら九か国では、いずれも六週目に感染はピークに達し、八週目までに急速に沈静化していきます」（同教授）

「急速に沈静化」――これが新型コロナパンデミックのキーワードだ。

同じことは、一三か国比較グラフでもいえる（**グラフ1-5**、36ページ下）。

すべての国で右肩上がりで死者数は増え、ピークに達し、右肩下がりで減っている。

〝山なり〟カーブ――これが、感染症の基本パターンだ。

新型コロナも例外ではない。**グラフ1-5**でわかるように、新型コロナも二〇二〇年四月から五月にかけて、急速に右肩下がりで減少している。

このグラフから、七、八月には完全終息していることがうかがえる。

●スウェーデンのピークは四月

スウェーデン在住の宮川絢子医師（カロリンスカ大学病院）が、『メディカル・トリビューン』誌に寄稿している。

「……子どもの学校閉鎖は、まったく意味がありません。学校を閉鎖しなかったスウェーデンと、閉鎖したフィンランドの共同調査により、学校閉鎖は、子どものSARS-CoV-2（新型コロナ）感染率に影響せず、むしろ、閉鎖による悪影響とのバランスを考慮すべきとの結果が明らかになった。いっぽうで、犠牲になった高齢者の多くの生命予後は、もともと限られたものであり、パンデミックにより死亡が前倒しになったにすぎないとも考えられる……。長期的に見れば、超過死は低下し、相殺されていくとの予測もある。現に、週あたりの死亡者数は、各国同様に例年以下に減少しつつある……」（宮川医師）

つまり、新型コロナ流行は一過性のものだった。

「……スウェーデンにおけるSARS-CoV-2感染のピークは四月であり、この時期にもっとも重症者が多かった。六月中旬から、希望すればだれでもPCR検査が無償で受けられるようになったことで、件数が激増し、それとともに、一時は新規感染者数が増加した。しかし、重症者や死亡者が増えることはなかった。現在では、新規感染者数も減少に転じています」（宮川医師）

●コロナが終わると困る連中

しかし、世界にはコロナが終わっては困る連中がいる。

それが、製薬マフィアたちだ。彼らは、コロナ偽パンデミックを創出した〝やつら〟だ。

背後の伏魔殿には〝闇の支配者〟イルミナティが目を光らせている。

「医薬・ワクチン強制利権」も、コロナウイルスをばらまいた大きな目標の一つだ。

コロナ偽パンデミックで、世界人類（ゴイム）を恐慌におとしいれる。

そして、ゴイムたちを、まず〝治療薬〟に殺到させる。アビガン、レムデシビル、クロロキン……。製薬マフィアたちは、まさに濡れ手に粟のボロ儲けだ。

つづいて、医療利権の〝真打ち〟登場だ。それが本書のテーマ、コロナワクチンだ。

コロナ騒動こそ、彼らにとっては千載一遇のチャンス。それッとばかりに、二〇〇社近い製薬メーカーがワクチン開発にしのぎをけずっている。

しかし、ワクチン開発と一言でいっても、それには期間を要する。

最低一年以上はかかる、といわれる。

●「第二波、第三波が必ず来る」と脅す

じっさいのところ、生物兵器コロナウイルスは、竜頭蛇尾《りゅうとうだび》で終わりそうだ。

最初の勢いはよかったが、二〇二〇年春をピークに急速に衰えている。

天然ウイルスであれ、人工ウイルスであれ、感染がピークを打つと急速に勢いをうしなう。つまり、遺伝子変異して毒性を喪失していく。環境に適応して、無害なウイルスに変化していくのだ。だから感染症は、必ず山なりのカーブを描く。

これに、ワクチン利権の医療マフィアたちは、かなり焦っている。

各国に、コロナ終息宣言を出されたら終わりだ。ハシゴを外される。

これまでに注いだ莫大な研究費がムダになる。それだけは、絶対に避けたい。

だから、猛烈な政治力をフル動員して、各国政府に圧力をかけまくっている。

支配下にある〝洗脳〟装置マスメディアの尻を叩く。危機を必死であおる。

「第二波、第三波が必ず来る」「気をゆるめてはいけない」

毎日、テレビ・キャスターたちは、こう付け加えるのを忘れない。

これを、悪あがきという。

コロナ禍を克服したスウェーデンには、平穏な日常が訪れている。

むろん、コロナ第二波の兆しすらない……。

「歴史上、感染症に第二波や第三波など存在しない」

ファイザー社で副社長まで務めたM・イーダン医師ですら断言。

真実を述べる研究者が増えている。

第2章　〝死ぬ死ぬ〟詐欺……狙いはワクチン利権だ

――恐怖をあおれ！〝洗脳〟でクスリ漬けにしろ

日本人七〇～八〇％が「怖い」〝コロナ脳〟

●「コロナ報道おかしいぞ」

テスラ社ＣＥＯイーロン・マスク氏は、「一日四回ＰＣＲ検査を受けたら、二回は〝陰性〟そして二回は〝陽性〟だった」と公表。

世界一の大富豪も「ＰＣＲ検査はインチキだ」と告発している。

「これは、どうもおかしい……」。だれもが気づき始めている。

連日、連日、テレビや新聞は、いまだ新型コロナ報道の垂れ流し。キャスターは深刻な表情で伝える。「本日の新型コロナ患者、×××人発生……。第三波が懸念されます」

それが、昨日も、今日も、そして明日もくりかえされる。

どう考えてもおかしい。なんだか変だ。毎日、コロナ、コロナ、コロナ……。

マスコミの〝あおり報道〟も息切れしてきた。もはや……バテバテである。
すると、内部からも「コロナおかしいぞ」という声が上がり始めた。
日本人に恐怖を伝染させた、そのマスコミが、名指しでマスコミ批判を始めたのだ。

●怖い！　日本八割、スペイン四割

「もうやめてはどうか『コロナ恐怖』煽り」
『週刊新潮』（2020／9／3）の見出し。そこには「あまりに大きい代償！」という警句。
「……感染はひとまずピークアウトした模様だが、人の心に棲みついた恐怖心は、抜けないものらしい。優しさが失われ、経済はしぼみ、怖れる個々人も別のリスクにさらされる。だれもが自滅へと真っ逆さまの二〇二〇年のニッポン。いい加減、目を覚まそうではないか」（同誌）
そのとおり――。しかし、〝死ぬ死ぬ〟詐欺であおってきたのはマスコミそのもの。
「日本人が新型コロナを実態以上に怖れすぎていることは、論をまたない」（同誌）
そこで、アゴラ研究所代表で経済学者の池田信夫氏が指摘する。
「……英国の大手世論調査会社ユーガブによると、日本では新型コロナが〝怖い〟〝やや怖い〟と答えた人の割合が、四月以降一貫して七〇～八〇％と高い。いっぽう、十数万人が亡くなった米国は六〇％台、医療崩壊を起こしたイタリアは五〇％台、同じく英国やスペインは四〇％台にすぎません」

〝陽性〟者は無条件で身柄拘束される！

●〝コロナ脳〟元凶は情報災害

――なぜ、日本人ばかりが、こうも怖がるのか？　同誌の疑問にも、こう答える。

「……煽ったほうが視聴率をとれるテレビに踊らされ、新型コロナを〝死の病〟と思い込んだ〝コロナ脳〟の人が多いからです。ワイドショーにかぎらずＮＨＫニュースも毎日、『何百人感染した』と報じるものだから、人々はさらに怖くなってしまう。情報災害であり、ニュースによって社会的パニックが作られています。いまの経済損失もウイルス自体によってではなく、テレビに煽られた〝コロナ脳〟の人々によって引き起こされたと言えるでしょう」（池田氏）

医療経済ジャーナリストの森田洋之氏も呆れる。

「……（新型コロナで）いま行っていることを、のちにふりかえれば、〝風邪〟の大規模調査をしていたように見える可能性もある。近年の新しい感染症の流行パターンをみると二年にまたがることはほとんどない。地域ごとに見ると、一年とか一年弱で収まっています。ヨーロッパ各国もほぼ、すべて収まっている」

つまりは、たかが〝風邪〟に、世界は情報操作でパニックにおちいっている。

人類とは、かくも〝洗脳〟されやすい〝動物〟なのである。

●安倍内閣も詐欺の片棒担ぐ

この日本全体〝コロナ脳〟状態を脱するには、どうしたらいいのか？

池田氏（前出）は訴える。

「……『指定感染症』から解除する必要があります」

それは、どういうことか？

「……日本は新型コロナを『指定感染症』とすることで、まさに（政府は）『死の病』として扱っているのである」（同誌）

この「指定感染症」とは「致死率が高い」感染症を「指定」したものだ。

結核、ポリオ、SARSなどが「指定」されている。

拙著『コロナと5G』でも指摘したように、新型コロナの致死率は、わずか〇・一％以下。

ふつうのインフルエンザより低い。

なのに安倍政権は、「致死率が高く危険」と新型コロナを「指定感染症二類相当」に定めた。

国際政治学者の三浦瑠麗氏は、断言する。

「伝染力や致死率を同類として並べられた感染症とくらべたとき、明らかに分類が不適当」（同誌）

●狙いは〝陽性者〟の身柄拘束

安倍内閣も〝死ぬ死ぬ〟詐欺の片棒を担いでいた。

事は悪質で深刻だ。ある医師が、致死率が極めて低い新型コロナを「指定感染症」の「二類相当」から外すべき、とサイトで提案したら、複数医師から衝撃証言を得た。

「いまは実質、『一類』相当の政策を行っていますよ」

それは、どういうことか？

二〇二〇年一月二八日、「新型コロナウイルス感染症を指定感染症として定める等政令」が閣議決定された。

そこで「指定感染症二類相当」とされたのだが、さらに恐ろしいのは二月一三日、閣議で「無症状でも入院勧告できる」よう「一類相当」指定に政令が変更されたのだ。

その狙いは、ＰＣＲ〝陽性〟なら無条件で身柄拘束するのとなんら変わりない。

川口浩医師（東京脳神経センター）は、驚愕《きょうがく》した。

「……致死率五〇～九〇％のエボラ出血熱と同等の扱いです。これではベッドも、防護のための貴重な医療資源も、どんどん消費されてしまいます」

そして、ＰＣＲ検査は偽陽性率八〇％以上というペテン検査であることを忘れてはいけない。

誰もがＰＣＲで〝陽性〟にでっちあげられ、強制的に逮捕拘束される――。

すばらしき（！）未来社会の足音が聞こえてくる……。

岡田晴恵、玉川徹は〝恐怖〟の伝道師か……!?

●あおるほど視聴率はアップ

「岡田晴恵、玉川徹は恐怖の伝道師」「モーニングショーは自粛警察の総本部」『週刊ポスト』（2020／9／11）に見出しが躍る。

特集タイトルは「〝コロナ脳〟感染拡大させたテレビ局と専門家に告ぐ」「……第二波がピークを越えたと言われ、感染者も重症者も減りつつある。今、それでも『油断はならない』『次が来る』など危険を煽る声は止まらない。われわれは、いつまで恐怖に怯え続ければいいのか」（同誌）

この企画は漫画家・小林よしのり氏とネットニュース編集長・中川淳一郎氏の対談。コロナ禍で視聴率を〝爆上げ〟したのが『羽鳥慎一モーニングショー』（テレビ朝日系）。前年の平均視聴率九％台が、二〇二〇年五月、朝時間帯で一位、一四％を超えた。

小林氏が痛烈に批判する。

小林「白鵬大教授の岡田晴恵が、『今のニューヨークは二週間後の東京です。地獄になります』と煽り、テレビ朝日の玉川徹が『政府の対応は遅すぎる』と吠えるという〝恐怖の伝道師〟の連携ができていて、視聴者は『よくぞ言った』と喜ぶわけです」

岡田氏、玉川氏を〝死ぬ死ぬ〟詐欺の伝道師とこきおろしているわけだが、その舌鋒は的を射ている。

中川「岡田さんも玉川さんも、『海外ではこうしているから、日本でもこうすべき』という〝海外出羽守《ではのかみ》〟の典型ですね」

小林「日本では死者が極端に少ないというデータをなぜ無視するのか。グローバリズムに毒されているんだ」

「日本人の四二万人死亡説」もみごと大外れ

●全国民に週一回ＰＣＲ検査を！

小林「今のテレビの視聴者層は高齢者が主体だから、高齢者にとって、危険な未知のウイルスなんてものが出てきたら、恐怖を煽れば煽っただけ視聴率がどーんと上がる。（オウム真理教の）麻原彰晃は、信者をサティアンの中にステイホームさせて、『地獄に落ちるぞ』と〝洗脳〟したが、テレビがやっているのは同じこと」

その矛先は、熱血コメンテーター玉川徹氏にも向かう。

小林「玉川は『全国民に週一回、ＰＣＲ検査をすべきだ』と主張していた。他の出演者に、いくらなんでもそれは無理だと否定されても、『できる方法を考えるんです！』と声を荒げていたので呆れた。もはや、〝ＰＣＲ真理教〟ですよ。最近、本人は『国民全員検査なんて言っていない』と否定したが、わしはモーニングショーを全部録画しているんだからな（笑い）」

玉川氏は、熱い正義感が伝わってくる好漢だ。

しかし、〝ＰＣＲ真理教〟とヤユされても仕方のない側面もある。

つまり、思い込みが強く、不勉強なのだ。

●「ＰＣＲ精度は一〇〇％」とは！

五月一九日の番組で、玉川氏はこう発言している。

「……（ＰＣＲ検査は）本当に中にウイルスがあったら、ほぼ一〇〇％近く感度があるはず。七割の精度に落ちているということは採り方がいまひとつ。手技とか採る場所に依存している」

つまり、彼は精度が一〇〇％でないのは検体を採る側の技術の問題と言っている。

しかし、開発者キャリー・マリス博士本人が「誤診率（偽陽性）が高く、感染症の診断に用いてはいけない」とくり返し言っているのが真実なのだ。

さらに、ＰＣＲ検査キット「取扱説明書」には「他の七種類のウイルスなどにも〝陽性〟反応する」と「注意」されている。そもそも「説明書」自体に「感染症の診断、治療に用いてはいけない」と明記されているのだ。

玉川氏は番組で、みずからの不明を視聴者に謝罪し、それまでのＰＣＲに関する発言をすべて撤回すべきだ。

テレビ朝日としても、同様に視聴者に対し誤りを謝罪・訂正すべきである。それができなければ、〝死ぬ死ぬ〟詐欺の伝道師と唾棄《だき》されても文句はいえまい。

●ノーベル賞山中教授まで参戦

中川「ノーベル賞の山中伸弥教授（京都大学）まで参戦してきて、『ＰＣＲ検査を増やせ』と主張している」

小林「山中教授には困ったもんだね。天才なんだろうけど、感染症は専門外だから」

中川「……ＮＨＫの番組に頻繁に出ていて、意外と目立ちたがりなんですかね」

小林「ｉＰＳ細胞も国から研究費が止まってしまったから、資金集めのアピールなんじゃないか。困った専門家といえば〝八割おじさん〟の北大の西浦博教授もいたね」

中川「何も対策しなければ、四二万人が死亡する、という試算を発表して、世間を震え上がらせました」

小林「あのロジックはおかしい。第一波が収束した時点で死者数は一〇〇〇人にも達せず、予測は大外れだった……。彼は懲りずに『第二波で、一〇万人が死亡する』と発表したが第二波もピークを越えそうなので、これも大外れになるでしょう。専門家が発した数字が、これほど軽いとは思わなかった」（以上、『週刊ポスト』前出より）

PCR、七種以上ウイルスにも〝陽性〟……!

●正解率は八分の一以下

ＰＣＲ検査キットは主に外国製が市販されており、「取扱い説明書」が添付されている。

日本で薬事法で義務化されている「医薬品添付文書」に相当する。

前述のように、そこには次のような「注意表示」がある。

「以下のウイルスにも〝陽性〟反応します」

そして、七種類のウイルス名が列記されている。

インフルエンザＡ型、同Ｂ型、肺炎ウイルス、アデノウイルス、パラインフルエンザ、マイコプラズマ、クラミジア。

この事実を知ったひとは、その瞬間、ア然とする。言葉を失うのだ。

「だったら、毎日ニュースで〝新型コロナ感染者〟と発表される数字は、いったい何なの⁉」

これはいったい、どういうことなのか?

ＰＣＲ検査は、ウイルス全体の存在を検出するのではない。ウイルス遺伝子の〝カケラ〟を増幅させ、検知するにすぎない。

しかし、新型コロナウイルスだけがその〝カケラ〟を持っているわけではない。同じような遺伝子の〝カケラ〟を持っているウイルスは、他にもある。ＰＣＲキットの「取扱い説明書」が「注意」する七つのウイルスは、その一例にすぎない。

そもそも、コロナウイルスだけで地球上に二万種くらい存在する……。

ほかにも、ＳＡＲＳ‐ＣｏＶ‐２と同じ遺伝子の〝カケラ〟をもつウイルスは、ゴロゴロある。

それらにも、ＰＣＲ検査は〝反応〟してしまう。

●〝偽陽性〟八〇％のショック

じっさいＰＣＲ検査に関する実験では、その誤診率の高さも証明されている。

ある実験では、偽陽性率が八〇％にもたっしていた。

つまり、まったくなにも感染していない五人を検査したら、うち四人は〝陽性〟になる。

そして、新型コロナ〝感染者〟の烙印を押されてしまう。

行政権力によって「入院勧告」が下される。

だから、〝やつら〟は「指定感染症」の「一類相当」に政令で実質指定したのだ。狙いはＰＣＲ〝陽性〟者の身柄拘束・強制入院だ。

拒否するとどうなるか？　強制的に逮捕連行され身柄拘束される。つまり、病院に強制入院させられるのだ。

法治国家でこんなことが許されていいのか……。しかし、彼らの措置は合法なのだ。

「一類」は、致死率五〇～九〇％という強毒性のエボラ出血熱などに適用される。新型コロナの致死率は〇・一％以下。なのに、PCR検査で〝陽性〟と反応したら、あなたが無症状でも、有無を言わせず連行される。隔離病棟に強制収容される。

何しろコロナはエボラと同様「一類相当」なのだから。

市販キット「注意事項」も「診断に使用禁止」

●「診断に使用してはいけない」

だから、PCR検査キット「取扱い説明書」の存在などは、マスコミに出てくるはずがない。

その「新型コロナウイルス検査キット」の「注意事項」には、こう記載されている。


「弊社の取り扱い製品はすべて研究用として販売しております。ヒト・動物への医療・臨床診断用には使用しないようご注意ください」


あなたは、またもや目を疑うだろう。

「診断に使用禁止」とされている製品を、「ヒト臨床診断用に使用している」！

しかも、世界中で政府やWHO指導のもと大々的に行われている。

それが、ＰＣＲ検査の現状なのだ。

「……どうなってる？　と、思いますが、全体的にもうムチャクチャです。これもまた、些細なムチャクチャのうちの一つということでしょうか」（サイト「In Deep」）

●ＣＤＣも「検査使用禁止」とは⁉

ＣＤＣ（米疾病予防管理センター）も、新型コロナウイルスの診断・検査に、ＰＣＲ検査を積極的に導入・推進している。

この機関は、アメリカ感染症対策の総本山ともいえる。

同国の感染症対策のすべてを支配している組織だ。

その公的機関が、二〇一七年八月七日、ウェブサイトでＰＣＲ検査（百日咳）について、次のようにリリースしているのだ。

（１）無症状の人のテストは〝偽陽性〟結果を得る可能性を高める。避けるべき

（２）確認された症例（患者）の無症候性の濃厚接触者は検査されてはならない

（３）接触者の検査は、曝露（接触）後、予防の決定に使用されるべきではない

またもや、あぜんとしてしまう。

「……つまり、当時のCDCは『濃厚接触者であろうと何だろうと、《症状のない人に対してPCR検査をしてはいけない》』と述べていた。それが今はもう、無症状だろうが何だろうがやっているのが現状です」（同サイト）

まさに、ムチャクチャ……。

PCR開発者の警鐘を無視する愚挙！

●突然の死去、暗殺説飛び交う

このPCR検査を発明したのがキャリー・マリス博士だ。

彼はその業績により、一九九三年、ノーベル化学賞を受賞している。

その誠実な人柄を伝えるエピソード。

■PCR検査発明者「診断に使うな！」

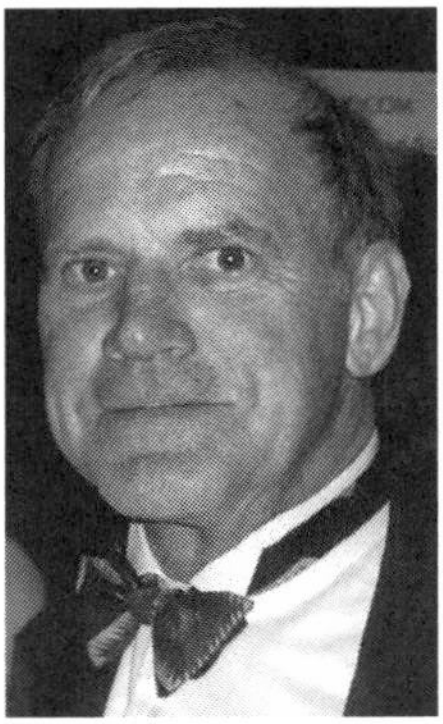

写真2-1　キャリー・バンクス・マリス（1944-2019）

「……キャリー・マリスさんという方は、いろいろな伝承などを読めば読むほど、私の大好きなタイプの人間で、もちろん天才なんですけれど、愉快な人で、日々楽しく過ごすことを中心に考えているような人だったようです。

ノーベル賞受賞の当日も、『自分は学会に嫌われているから受賞しないだろう』と好きなサーフィンをやっていた時に『受賞した』と連絡があったのだそう。

そんなキャリー・マリスさんは、世界中で史上最大規模のＰＣＲ検査が始まろうとしていた直前の二〇一九年八月七日に亡くなりました」（サイト「In Deep」）

彼の遺体は自宅で発見され、死因は〝肺炎〟とされている、のだが……。

明朗正直な彼は、〝闇の勢力〟に口封じで暗殺された……という噂が絶えない。

●発明者自身がウイルス検査での使用を否定

ＰＣＲ発明者であり、ノーベル賞まで受賞した彼が、正直に「ＰＣＲは感染症の診断・治療に絶対用いてはいけない」と、世界に向けて一言でも発言したら……。

新型コロナ偽パンデミックの〝陰謀〟は、一瞬で瓦解してしまう。

彼は一九九四年、インタビューにおいて涙ながらにこう語っている。

「……私の発明が、誤って使われている。こんなこと（ウイルス検査に使われる）なら、ＰＣＲはこの世から消え去ってもいい。科学者たちは、『患者の救済』という名目で、（ＰＣＲにより）世界中で多大な損害を与えています。私は、このこと（ＰＣＲの発明）を、恥じています。自分の友であったＰＣＲが、いまは、攻撃されてもかまわない、と思っている」（サイト「UncoverDC」より）

いまやコロナ感染判定の〝錦の御旗〟として世界中で崇め奉られているPCR検査。

それについて、発明者自身が、ウイルス検査への使用中止を訴えていたとは……！

あなたは、開いた口がふさがらないだろう。

誠実無比で正義感の強いマリス氏は、カネや圧力に屈する人物ではない。

となると、〝闇の勢力〟のとる手段は、ただひとつ……。

この懸念が事実なら、闇の悪魔勢力を、ぜったいに許すわけにはいかない。

マリス博士はPCR自体の発明者。現行PCR検査術は、ドイツのドロステン教授が考案した。しかし「重大欠陥で無効」と世界二二名の科学者が、撤回要求を突き付けている。そこには徳島大名誉教授、大橋眞博士も連名している。

つぎつぎバレる〝死ぬ死ぬ〟詐欺の茶番劇

●コロナ悲喜劇一二連発

コロナ騒動が勃発してほぼ一〇カ月……。

わたしは、「コロナはコメディである」との思いを強くしている。

コロナパンデミック騒動は、全人類を巻き込んだ茶番だ。

なんば花月の吉本新喜劇で上演したら、会場大爆笑で大ウケだろう。

これほどまでに作られたコロナ・パニックは、滑稽で、そして醜悪だ。

以下、その証拠をあげる。どれもツッコミどころ満載である。

腹の底から笑い飛ばしてほしい。

〝やつら〟悪魔たちがいちばん恐れるのは、大衆の怒りではなく笑いなのだ。地球大衆の地鳴りのような哄笑こそ、悪魔のたくらみを萎えさせる力を秘めている。深刻ぶるのはやめよう。

「こいつら、アホか?」「なに考えとんねん!!」

笑いのネタ、ジョークのヒント、ボケとツッコミ。

おおいに活用してほしい。

(1) やらせ女、ネックレスに真っ赤なマニキュア

「……わたしを見て!」

コロナ詐欺の初期、全世界は若い白人女性の悲痛な訴えに引きつけられた。

テレビ画面では、苦しそうにあえぐ三〇代女性が訴えている。「コロナを甘く見ないで……」「肺にガラスが刺さっているよう、苦しい」

ＩＣＵ(集中治療室)からの必死の訴え。両腕は点滴チューブだらけ。もう入院して数十日もたつという。

ところが、意外なところからウソがばれた。

■コロナの恐怖をあおるクライシス・アクターの女

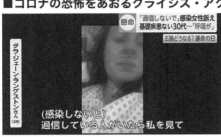

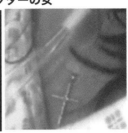

写真 2-2　首にネックレス、指にマニキュア

映像を拡大すると、胸元に金属ネックレス。おまけに両手の指には、ばっちり真っ赤なマニキュア。ＩＣＵ治療中の重症患者では、絶対にありえない。

つまり、この女は仕込みのヤラセ。これを英語でクライシスアクターという。危機を演じる役者……という意味だ。でっちあげテロなどの被害者を、迫真の演技で演じる。

世界はアカデミー賞ものの（？）女の迫真演技に、コロリだまされたわけだ。

(2)「バスに轢《ひ》かれてもコロナ死⁉」CDC仰天指示

アメリカの〝死ぬ死ぬ〟詐欺の旗振り役は、ＣＤＣ（前出）だ。ここから世界中に向けて、「コロナで死ぬぞ！」「国境封鎖だ」「マスクをつけろ！」と危機を煽るメッセージが大量発信された。

ＣＤＣの大罪は、全米の医師、医療機関に向けて、信じられない命令を通達したことだ。その文書は七ページにもおよんだ。

「ＰＣＲ〝陽性〟者が死亡したら、すべて『コロナ死』として報告せよ」

■ PCR 陽性者は厳密な死因は問わずコロナ死に！

問1 2月7日、2月14日の事務連絡では、「新型コロナウイルス感染症患者が死亡したとき」に、速やかに厚生労働省に報告するとあるが、どのような状況に報告すべきか。

（答）

○ 新型コロナウイルス感染症を原死因とした死亡数については、人口動態調査の「死亡票」を集計して死因別の死亡数を把握することになりますが、死因選択や精査に一定の時間がかかります。

○ 厚生労働省としては、可能な範囲で速やかに死亡者数を把握する観点から、感染症法に基づく報告による新型コロナウイルス感染症の陽性者であって、亡くなった方を集計して公表する取扱いとしています。

○ したがって、事務連絡中の「新型コロナウイルス感染症患者が死亡したとき」については、厳密な死因を問いません。新型コロナウイルス感染症の陽性者であって、入院中や療養中に亡くなった方については、都道府県等において公表するとともに、厚生労働省への報告を行うようお願いいたします。

図2-3 厚労省「新型コロナウイルス感染省患者の急変及び死亡時の連絡について」別紙

目を疑い、耳を疑う。

国家機関が「死因をでっちあげろ」……と、全米の医師に強制命令していたのだ！

〝やつら〟はエサも忘れなかった。〝コロナ死〟ででっちあげ報告を行った病院には、CDCから約一四〇万円が支払われた。人工呼吸器を使用したと報告すると、約四〇〇万円もの入金。病院はこぞって、でっちあげ報告を連発した。

こうして全米で〝コロナ死〟総数は、まさにアドバルーンのごとくパンパンに巨大に膨らんでいった……。

(3)「厳密な死因は問わずコロナ死に」厚労省通知の醜悪

CDCに丸ごとならったのが、わが国の厚労省である。六月一八日、全国の都道府県に、これまた仰天の通達を行っている。

■アメリカで肺炎死が異常に激減！ コロナ死にすりかえられた

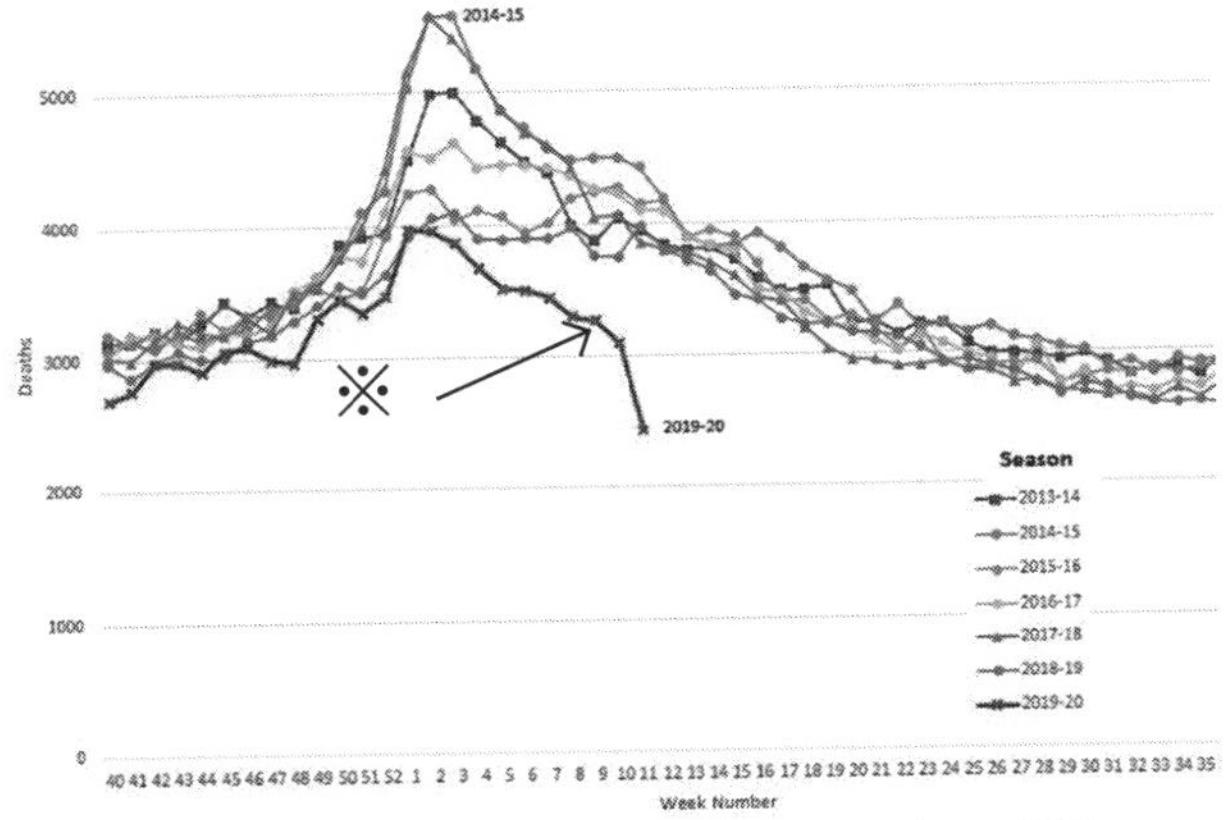

グラフ 2-4　アメリカにおける肺炎死者数の週ごとの推移
出典：https://www.cdc.gov/

「新型コロナウイルス感染症患者の急変及び死亡時の連絡について」という文書で、PCRで〝陽性〟と出た人物が、死亡した場合は、「厳密な死因」は問わず、〝新型コロナで死亡〟と報告するよう命令しているのだ。

ニッポンはアメリカの奴隷国家だ。

だから、イルミナティのラインで「やれ！」と命令されたことは、まちがいない。

（4）アメリカで「肺炎死」急減ミステリー

グラフ2-4は、全米での肺炎死者統計グラフ。例年にくらべ、二〇一九年から二〇年にかけて、不可思議な減少をみせている。

これは、肺炎死者をコロナ死にすり替えたからだ。同じようにインフルエンザ死者も、コロナ死にすり替えている。

こうして、コロナ死者の数をふくらまし、

「コロナで死ぬぞ！」と〝死ぬ死ぬ〟詐欺で恐怖を煽っている。子どもだまし以下の手口だ。

それでも、人類の大半はだまされている。

人類の知性は、まさに子どもレベルだった。

(5) インフルエンザ一〇〇〇分の一！　アデノ風邪ゼロ！

二〇二〇年九月末のマスコミ報道には笑ってしまった。

日本のインフルエンザ患者が一〇〇〇分の一に激減した、という。昨年同時期の患者は三八一三人だったのに、今年はなんと三人……！

これはアメリカ同様、インフル患者をコロナにすり替えたためだ。ＰＣＲ「注意書」を思い出して欲しい。「インフルエンザＡ型・Ｂ型、パラインフルエンザも〝陽性〟反応する」。

政府は「マスクなどコロナ対策でインフルエンザも減った」と言い逃れする。

それだけでインフルエンザ患者が一〇〇〇分の一に激減するなどありえない。

同じ異変がアデノウイルス患者の消滅だ。統計では二〇二〇年五月以降、患者数ゼロ……！

やはり「注意書」には、ＰＣＲはアデノウイルスに〝陽性〟反応すると明記されている。

つまり、例年多発するアデノ患者までコロナにすり替えられ、「本日の新型コロナ感染者」と公表されている……。醜悪なコメディだ。

(6) CDC「死者二〇万人はウソ、本当は六%。ゴメンナサイ」

〝死ぬ死ぬ〟詐欺で、コロナ死者数をここまで過大にねつ造すれば、いやでもバレる。

CDCはホームページに、小さく「訂正記事」を載せた。

「全米のコロナ死総数を約二〇万人と公表したが、その後の調査で実際の死者は、その六%でした」。まさに「ゴメンナサイ」だ。

〝闇の勢力〟の下っ端たちは、悪事がばれてうろたえている。責任逃れに走りだした。

のちのちの法的責任追及を恐れている。だから逃げ腰でこっそり幕引きを図ったのだ。

スウェーデンの〝集団免疫〟対策を「殺人的」と非難したWHOが、「理想の選択」と手の平返しで称賛しているのも同じ流れだ。昔からいう。「悪の栄えた試しはない」

(7) 突然テロップ、コロナ感染報道の気持ち悪さ

テレビや新聞は毎日「コロナ感染×××人、死者×人」とあきもせず垂れ流している。

それを見守る国民は、まさに一喜一憂の日々――。

これこそ、抱腹絶倒のコッケイな構図だ。

たとえば、二〇一九年七月、国内で様々な感染症による死者数は三二八名。そして、二〇二〇年七月中に新型コロナで死亡と報告されたのは一〇人以下（それも死因はデッチアゲ！）。

〝死ぬ死ぬ〟詐欺であれほどあおって、この数値。感染症の死者全体の三%未満……。

それを、深刻な顔で重々しく発表するマスコミの白々しさ。

(8)「新型コロナは、本当に存在するのか?」

大橋眞徳島大名誉教授は、次のように指摘する。

「……ＰＣＲ検査は遺伝子を何億倍も増殖させるため、微量な『ゴミ』レベルの遺伝子でも反応する。元となる中国論文はわずか一〇日で作られた。患者の肺から遺伝子を取り出している（ショットガン方式）。これで正しい遺伝子情報が決まるのか？　中国論文ウイルスの短い遺伝子配列に基づきＰＣＲ検査しているが、地球上には未知のウイルスや細菌、真菌などがあり登録もされていない。一方、感染者と言われる人たちが増えている。いったい何を見ているのか？」（国会内での講演より要約）

ＰＣＲが検査するのはウイルス全体のわずか三〇〇分の一の断片にすぎない。それほど、いいかげんな検査なのだ。さらに大橋教授は明言する。

「……人工ウイルス遺伝子配列は一時間で〝デザイン〟できる。論文発表しＷＨＯが世界スタンダードにする。それをＰＣＲ検査する。世界の人が潜在的に持つウイルス断片が一致すれば、パンデミック騒動が一瞬のうちにつくれる。新型コロナが『ある』という前提でみんな医療を始めている。これが『ない』と言い出したら、もう大変。そこに利権が絡んでいる。何兆円どころじゃない。ＰＣＲの発見者（マリス博士）が、そういう警告を発すれば、こんな騒動は起

きなかったと思う」（YouTubeチャンネル「学びラウンジ」より）

大橋教授は、中国論文の不確実さ、ＰＣＲでは他ウイルス断片で〝陽性〟と出る現実、さらに、パンデミックが利権勢力によるねつ造である可能性にまで言及している。

(9) ＰＣＲは他コロナウイルスも〝陽性〟と出る

「……ＰＣＲ検査は、他のコロナにも〝陽性〟と出る」

アメリカで高名な科学者が、衝撃論文を発表した。コロナウイルス自体が地球上に約二万種類も存在する。そんなありふれたウイルスにもＰＣＲは反応するのだ。

「……ＰＣＲは、全種類のコロナウイルスを〝拾っている〟。新型コロナにのみ特異的ではない。そのような信頼できる検査は存在しない。新型コロナの感染数を報告している機関やマスコミで、信用できるものはない。新型コロナへの全対処は、この極めて不正確なデータに基づいている。新型コロナに罹患した人たちが風邪やインフルエンザ以上の症状を示さない。それは、ＰＣＲが普通のコロナに反応しているからだ。ほとんどのコロナウイルスは、それ以上の症状は示さない」

著者は、この論文を匿名で公表している。なぜ、名前を伏せているのか？

生命の危険がわが身に及ぶことを、知っているからだ。

(10) 九九％がコロナ死でない！　イタリア衝撃報告

その他、不正告発は続出している。

「……ブルームバーグの報道ではイタリアのコロナ死亡九九％で、新型コロナが主因ではなく、基礎疾患で死亡したと報じられた」

「……なぜ、死因数字のねつ造を行うか？　アメリカが病院に払うメディケア（障害者・高齢者向け政府医療保険）の補償額は、通常の肺炎は五〇〇〇ドルです。ところが、新型コロナと書くと一万三〇〇〇ドル、人工呼吸器をつけると三万九〇〇〇ドルになるからです」

「……救急疾患で来た患者が、感染症が主でなくても、死んでしまった時に、当然、コロナ検査（ＰＣＲ）をするので、そこで検査が何かしら〝陽性〟に出れば、〝コロナ〟と死亡診断書は記載できます。それを国が推奨している。要するに〝コロナ死〟にされている」

「……新型コロナは非常に弱いウイルス。米カリフォルニア州サンタクララ郡で実施された検査で住民三三〇〇人の血液で新型コロナ抗体の有無を調べたら、じっさいの感染者は、確認されている数を五〇倍以上も上回り、感染者の致死率は〇・二％以下でした」（スタンフォード大報告、サイト『字幕大王』より）

(11) ＮＹ市、殺人事件が前年の四〇％も激増

ニューヨーク市で、二〇二〇年に発生した殺人件数（九月一四日時点）は三二一件となり、

昨年全体の三一九件を上回った。同期で比較すると四〇％近く増加している。

同市によると、このペースでいくと、一九九〇年来の増加率となる。なおこの時点で発砲事件は一〇九五件（前年比九三％増）、負傷者一三四八件（一〇三％増）。

NY市長や警察などは、新型コロナパンデミックが重大犯罪増加の一因であると言う。ロックダウン、失業率増加、囚人の一時解放……など、コロナ禍が犯罪増加を加速している。

⑫マスクで熱中症、消毒で肺疾患……逆効果だ！

「マスクが熱中症を加速する」

これでは、命を守るためか、奪うためかわからない。

二〇二〇年夏、さすがの厚労省も、外出のときはマスクを外して！と〝緊急事態〟宣言。

マスク自体も新型コロナを防ぐ働きは、ほとんどない――と研究報告が続出している。

そもそも、スウェーデンではマスク着用ゼロだ。

病院内でも手術以外は、だれもマスクをしていない。これが正常なのだ。

「マスクは新型コロナ感染防止に『効果なし！』」。デンマーク最新研究だ。それも「医療用マスク」実験の判定なのだ（四八六二名調査）。

「……『コロナウイルスは怖くない』というと非国民と叩かれる始末ですが、それは本当のサイエンスではない。乳児期に消毒薬を含めた家庭用クリーナーなどにさらされるほどゼンソク、アトピー合併症が起こりやすい。消毒という行為は、人類のかなり遅れた思想（一過性熱病）です」（崎谷博征医師フェイスブックより）

中国では「めまい」「脱力」を訴える二人の女性患者の肺に白い影を確認。すわ、コロナか！と思いきや、原因はコロナ対策の消毒液だった！

二人は「84消毒液」（次亜塩素酸系）で家中を徹底消毒。その結果、薬液の気体を吸い込み、重大なアレルギー性肺胞炎を起こしていた。

これらも、コッケイな本末顛倒劇だ。

――以上。あなたは、コロナ〝死ぬ死ぬ〟詐欺の実態に、あぜん呆然だろう。

これら悲喜劇は、テレビや新聞は絶対に流さない。

それは、みずからが〝洗脳〟装置であることを認めるにひとしいからだ。

テレビの前に座り込み、ＮＨＫ受信料や新聞購読料を毎月支払っているあなた……。

〝洗脳〟装置におカネをせっせと払ってどうするんですか？

いいかげん、目をさますときです。

第3章 〝スペイン風邪〟もワクチン・解熱剤で大量殺戮《さつりく》

――断固拒否した自然療法の患者は一〇〇％生き残った！

「病気」と「戦争」で巨利を貪《むさぼ》る〝闇の勢力〟

●〝スペイン風邪〟名前のウソ

ちょうど一〇〇年前、現在とまったく同じようなパンデミックが発生している。

俗にいう〝スペイン風邪〟である。

だれもがその名称にだまされる。しかしそれは〝スペイン〟とも〝風邪〟とも関係ない。

一九一八年五月末、フランス南部マルセイユで流行し始め、第一次世界大戦に参戦していた兵士たちの間で蔓延した。

フランス南部から広がったため、「スペインから伝染した」という噂が流れた。

その風説を利用して、〝闇の力〟は〝スペイン風邪〟という病名をでっちあげたのだ。

さらに、それはたんなる〝風邪〟とは、まったく異なる。

この名前は、真の原因を隠蔽《いんぺい》するためのカモフラージュだ。

このとき大流行で死亡した人は、二〇〇〇万から一億人といわれる。

正確な死者数はわからない。統計を算出することすら不可能だったからだ。

それほど、当時世界中がこの謎の感染症の猛威に襲われ、惨状をきわめたのだ。

●「原因不明」研究者のウソ

そして、不可解なことがある。

現在にいたっても研究者たちは、この大流行の原因が「判らない」という。

『グレート・インフルエンザ』（ジョン・バリー著、平澤正夫訳、共同通信社）と題する分厚い研究書（翻訳書）が手元にある。

しかし、どのページを繰っても「原因」についての記述はない。

ただ、「原因は判らない」と結論づけている。これは嘘だ。

研究者たちは原因をつきとめているはずだ。

しかし、それに触れることのタブーを恐れている。

なぜなら一〇〇年前、地球を席巻したパンデミックも〝人災〟だったからだ。

つまりは、悪夢を仕掛けた〝やつら〟がいた。そいつらの存在に触れると命すら危ない。

だから、研究者、歴史家たちは、そろって口を閉じ、見て見ぬふりをしているのだ。

わたしは、『コロナと陰謀』（ヒカルランド）で、こう記《しる》した。

「……今〝闇の勢力〟は、一〇〇年前の〝スペイン風邪〟と同じ仕掛けをたくらんでいる」

●スペイン風邪から世界大戦へ

〝闇の勢力〟イルミナティは、〝スペイン風邪〟という一〇〇年前の成功例を、今回も踏襲しようとしている。当時それは、次の一〇段階のステップを踏んでいた――。

①第一次大戦→②ワクチン接種→③スペイン風邪→④世界恐慌→⑤大量失業→⑥軍隊雇用→⑦軍国主義→⑧世界ブロック化→⑨資源・食糧争奪→⑩第二次大戦勃発……。

以下、『コロナと陰謀』より引用する。

……こうしてみると、現在とあまりに状況は酷似している。

第一次大戦に従軍した兵隊たちに予防接種を強制したことが、〝スペイン風邪〟大流行の元凶だ。戦線拡大と共にパンデミックは世界を覆い尽くした。

そうして、経済不況から世界恐慌が引き起こされ、失業者が溢れた。彼らを雇用したのが軍隊である。必然的に軍事予算は膨れ上がり、世界各国は軍国主義に突入した。

そうして、〝闇の支配者〟は、世界を枢軸国と連合国にブロック化し、互いに食料・資源争奪で反目させた。緊張、紛争、そして戦争まで、火種を仕込めばアッというまだ。

こうして第二次大戦が、〝かれら〟の計画どおりに起こされた。

〝かれら〟の「金融」「兵器」ビジネスに巨万の富が怒濤のように流れ込んだ。

おまけに人類を殺し合いさせることで、宿願である「人口削減」も達成できた。（以上）

――地球を裏から支配してきた〝闇の支配者〟たちにとって、世界大戦まで自由自在に起こすことができたのだ。

さらに、ワクチンと称する毒物でパンデミック拡大を起こすことも朝飯前。さらに、〝治療〟と称して猛毒クスリ漬けにし、皆殺しだ。

……第二次大戦の犠牲者は、世界で約一億人にたっする。「ゴイム」（獣）も減らせる。

さらに、治療薬とワクチンで莫大利益――。まさに一石四鳥だ。

〝やつら〟は、第一次大戦から、わずか二〇年で、第二次大戦を勃発させている。

そして今まったく同じシナリオを、企んでいるのだ。（同）

歴史はくりかえす、という。

新型コロナの最終目的は、第三次大戦なのだ。

狙いは世界大戦……そして、人類〝家畜〟社会

●世界を闇支配してきた国際秘密結社

わたしは、前著『コロナと5G』で「新型コロナウイルスは生物兵器である」と断じた。

そして、それを製造し、ばらまいたのは、イルミナティ勢力と断定した。

イルミナティとは、世界を闇から支配してきた国際的な秘密勢力だ。

世界史を数千年の長きにわたって連綿と支配してきた勢力が存在する。

それは、ときに離合集散をくりかえしながらも、密かに、深く、静かに闇から人類を支配してきた。それが、フリーメイソンの血脈《けちみゃく》である。

そして、さらにその国際秘密結社の系譜を乗っ取ったのが、イルミナティである。

イルミナティは一七七六年、ロスチャイルド財閥の始祖マイヤー・アムシェル・ロスチャイルドによって密かに設立された。

表向きは、光明により智慧を啓発するとい

■「世界統一戦略25ヵ条」でゴイム（獣）を支配

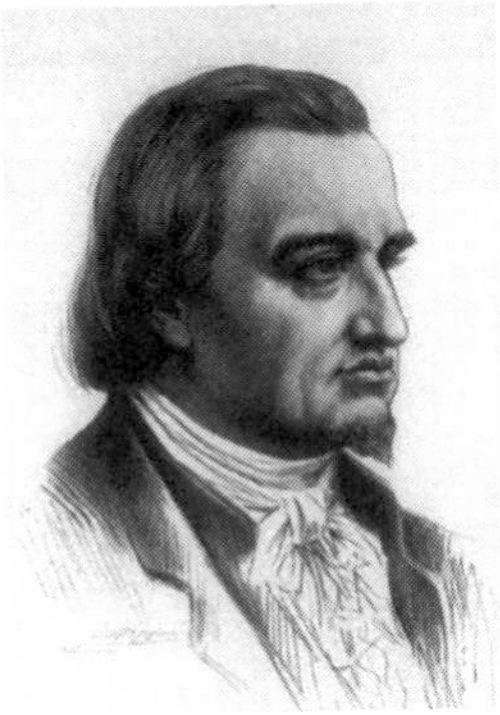

写真3-1　マイヤー・アムシェル・ロスチャイルド

■歴史を闇から支配してきた秘密結社は二重構造だ

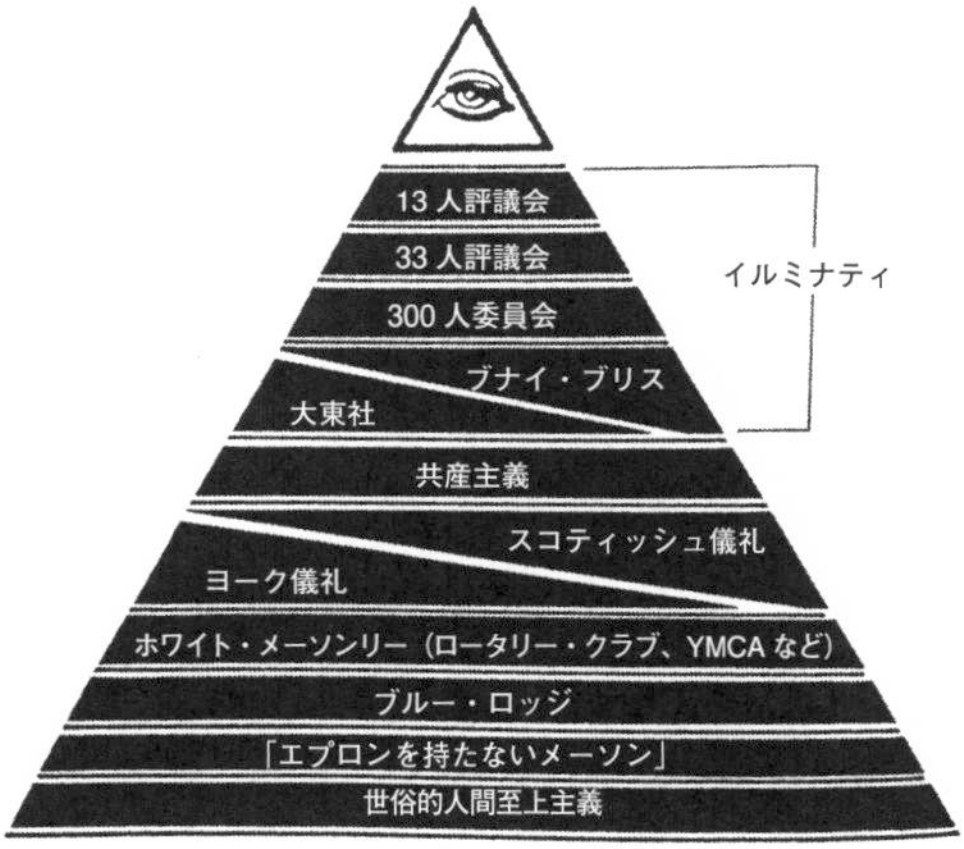

図3-2 フリーメイソンの33位階

う建て前の哲学団体であった。

その創設者に任じられたのが、イエズス会の若き神学者であったアダム・ヴァウス・ハパウプトである。

世界の闇支配勢力は、こうしてイルミナティ＋フリーメイソンの二重構造をなしている。

しかし実体は、その上部を支配したイルミナティが実権を握ってきた。

最上層を支配するのは、世界の超富裕層一三氏族だ。そのなかでも二大巨頭が、ロスチャイルド財閥とロックフェラー財閥だ。

その三三位階ピラミッド構造は、複雑精緻だ。

●〝やつら〟にとって人類はゴイム（獣）

わたしは、コロナパンデミックを、イルミナティが仕掛けた最終戦争＝ハルマゲドンととらえている。

〝やつら〟はまず、遺伝子組み替えによる人工ウイルスを開発・製造した。

それが、新型コロナウイルスである。目的は、生物兵器としての人類攻撃である。

研究者たちの解析によれば、新型コロナウイルスは、ＳＡＲＳ（サーズ）ウイルスに、ＨＩＶ（エイズ）ウイルスを組み合わせたもの、という（『コロナと５Ｇ』参照）。

おどろくほどのことではない。エイズが最初の遺伝子組み替えによる生物兵器である。

以来、あらゆる生物兵器は、遺伝子組み替えにより開発されてきた。

ちなみに、イルミナティ中枢を支配するのは、ユダヤ系財閥である。

そして、ユダヤ教は、異教徒をゴイム（獣）と呼んでいる。

つまり、〝かれら〟にとって支配する対象の人類は、人間ではない。獣（ケモノ）なのだ。

だから、戦争や医療で大量殺戮しても、まったく良心は痛まない。

それは、動物や家畜を屠殺する感覚と、まったく変わらない。

だから、かれらは植民地で異民族を大量虐殺しても平気だった。

アメリカ大陸で先住民を大量虐殺して根絶やしにしても、まったく平気。

アフリカ大陸から約五〇〇〇万人もの黒人を捕獲して、えんえん大西洋を渡って運び、奴隷として売りさばいても、まったく平気。

その二割ていどは、〝不良品〟として生きたまま海に投げ捨てても、まったく平気……。

〝かれら〟の理想とする地球社会の理想的人口は、五億人。喫緊《きっきん》の課題は、人口削減である。

〝かれら〟が支配してきた戦争も医療も、目的は金儲けであり、人口削減なのだ。

そして――。

最後に〝やつら〟が目指しているのが、NWO：新世界秩序だ。

第三次世界大戦で大幅に人口削減したあとに築く、すばらしい（！）〝理想社会〟である。

●七段階の悪魔的陰謀を見抜け！

わたしはこの新型コロナ陰謀に、七段階の「目標」を見る。

（1）中国経済への攻撃による弱体化
（2）イルミナティの新政権への威嚇
（3）コロナ恐慌による世界金融破壊
（4）米国による巨額対外債務踏倒し
（5）医療・ワクチン強制による収奪
（6）第三次大戦勃発で人口大幅削減
（7）超監視でNWO人類家畜社会へ

わたしも、（1）から（7）まで実現するとは思っていない。

また、絶対に実現させない。そのために、告発し続けてきたのだ。

しかしいま、人類の大半は、コロナ詐欺に煽られ、脅され、右往左往している。

これでは〝闇の勢力〟の思うままだ。

〝かれら〟にしてみれば、怯えた羊の群れを自在に操《あやつ》っているようなものだ。

そして、闇の主人の手先として、羊の群れを追い回す牧羊犬《シェパード》の役割を果たしているのが、世界のマスコミであり各国政府なのだ。

その意味で、コロナ騒動は人類の闇支配構造を、ありありと炙《あぶ》り出してくれた。

その醜悪な現実を、われわれは直視すべきである。

世界大戦を計画、実現してきたフリーメイソン

●中枢支配するイルミナティ

〝闇の支配者〟が世界大戦まで計画し、実行してきた……。

こういうと、ほとんどの人がマサカ……と、呆れ果てる。

「……おきまりの陰謀論には、つきあいきれないね」

つきあってもらわなくて結構。無知蒙昧、不勉強な輩《やから》を説得する気もない。

それはけっきょく、自己責任なのだ。

〝闇の権力〟が、世界大戦まで計画・実行してきた――。

その真実を、わたしは『維新の悪人たち』（共栄書房）で暴いた。

日本の幕末史・近代史を知るために不可欠な一冊と自負している。一読をおすすめする。

そこでは、伊藤博文による孝明天皇刺殺、明治天皇すりかえ……という、日本近代史二大スキャンダルを詳述している。

これら謀略を影から指示したのが、青い目の策略家たちだ。

かれらの正体は、フリーメイソン……。世界を闇から支配してきた連中だ。

●全て計画通り起こされている

その手練手管《てれんてくだ》を、『維新の悪人たち』から抜粋する。

……一八七一年、フリーメイソンの〝黒い教皇〟アルバート・パイク（一八〇九〜九一）は、これから起こるであろう第一次、二次、三次大戦を〝予言〟している。
それは、当時、イタリアのメイソン首領マッツィーニへの秘密書簡に記述されていた。
「……これから起こる三つの大戦は、メイソンの計画の一環としてプログラミングされたものである」（同書簡）
そして、歴史は〝教皇〟の〝予言〟どおりに起っていったのである。

第一次大戦は、一九一四年六月二八日、オーストリア（ハンガリー帝国）皇太子夫妻がサラエボを視察中に、セルビア人青年によって暗殺された事件がきっかけに勃発している。

じつは、この事件はフリーメイソンによって引き起こされたものだった。

その後、サラエボ裁判で、暗殺者一味が、「自分たちはメイソンである」ことを自白している。そして、「暗殺計画」は、セルビアのフリーメイソン組織によってつくられたことまで証言している。こうして、パイクの〝予言〟は実行に移された。

第二次大戦もパイクはこう〝予言〟している。

「ファッシスト、そして政治的シオニストとの対立を利用して引き起こされる」

シオニストとは、パレスチナ地方にユダヤ人国家を建設しようとする人々を指す。

「この戦争で、ファッシズムは崩壊するが、政治的シオニストは増強し、パレスチナにイスラエル国家が建設される」

その〝予言〟どおり、一九四八年、パレスチナにユダヤ人国家イスラエルが誕生する。

第三次大戦も「（中東で）シオニスト（イスラエル）とアラブ人との間にイルミナティ（フリーメイソン中枢を支配する秘密組織）のエージェントによって引き起こされる」と予言している。さらに、こう続ける。

「それによって、紛争が世界的に拡大し大衆はキリスト教に幻滅、ルシファー（堕天使）に心酔するようになる」（パイク書簡）

恐ろしいほどの〝予言〟ではないか！

……つまり、それはフリーメイソンによる〝予言〟ではなく〝予告〟なのだ。

三つの大戦まで計画し、実行する。

だから、感染症のパンデミックを引き起こすくらい、造作もないことだ。

こうして歴史は、〝やつら〟がつくってきたのだ。

若き兵士たちに一四～二五本もワクチン注射

●大流行の元凶は予防接種だ

「……第一次大戦は、世界中の兵士たちが強制的に、多くの予防接種をさせられた初めての戦争でもあります。特にアメリカの兵士たちは、一四～二五本の予防接種をさせられていたという事実があるのです」

由井寅子氏（ホメオパシー名誉博士）の指摘は重要だ。

その著書『それでもあなたは新型インフルエンザワクチンを打ちますか?』（ホメオパシー出版）は、ワクチンを語る上で必読書だ。

「……この〝スペイン風邪〟の大きな謎として、筋骨隆々の二〇～三〇代の若者がたくさん死んでいるのに、子どもや高齢者は、あまり死ななかったという事実があります。これは、通常のインフルエンザとまったく逆です」(同書)

その理由こそ、軍部によって強制されたワクチンだった。

「……たくさんの予防接種をさせられて免疫が低下していたから、死んでいったわけです。その証拠に〝スペイン風邪〟で死んだのは、女性たちより男性のほうが明らかに多かった……」

一四〜二五本もワクチン注射を打たれた兵士たちがかわいそうだ。

そんな体で、彼らは戦地に送られた。

「……生き残ったのはいいけれど、体内に〝毒〟がいっぱいたまっていたわけです。そんな状態では、ちょっとばかりの風邪でも命取りになってしまうというのは容易に想像がつきます」

●米軍報告書〝失敗の記録〟

〝スペイン風邪〟の原因は、ウイルスでなくワクチンだった——。

この事実は、各方面から指摘されている。

「……一九一八年の〝スペイン風邪〟で多くの死者を出した原因は、ウイルスではない。アメリカ軍が実施したワクチンである」(『アイリッシュ・イグザミナー』紙、2003/5/8)

同紙はアイルランド三大新聞の一つ。主要メディアも、一〇〇年前のパンデミックの元凶をワクチンと断じているのだ。

この根拠となったのが、当時、米軍のH・スチムソン陸軍長官の報告書だ。

そこではっきり、強制ワクチンがもたらした惨状が綴られている。

「……黄熱病の予防接種が直接の原因で、参戦して六か月間で、接種中にそのまま崩れ落ちて死亡した兵士七人を含めて、六三人が死亡、二万八五八五人が肝炎を発症した。

これは、新兵に実施されることになっていた一四〜二五種類のワクチンのうちの、たった一つによる結果である。一九一一年に米陸軍において、ワクチン接種が強制になってから、腸チフスにかかるケースが急激に増加した。それだけでなく、ほかのワクチンに関連して異常に高率で増加した。このことを陸軍の記録は明らかにしている。一九一七年にアメリカが参戦してからは、腸チフスのワクチン接種による死亡率は、米国陸軍史上、最悪数値となった。

腸チフスの症状を抑えようとして、陸軍の医者たちは、より強いワクチンを注射した。そのため、悪性のパラチフスの症状を引き起こしてしまった。しかし、彼らが、そのパラチフスを押さえようとして、さらに強力なワクチンを混合して使ったため、今度は、もっと悪性の病気スペイン風邪を発生させてしまった」(「スチムソン報告書」、『インフルエンザをばらまく人々』菊川征司著、徳間書店より)

ワクチン＋アスピリンの二重攻撃で大量虐殺

●二五種接種にアスピリンが追討ち

この一〇〇年前の痛恨の過ちを、今新型コロナパンデミックで、くり返そうとしている。

「……第一次大戦中、アメリカの兵士たちには、天然痘、ジフテリア、腸チフス、黄熱病など一四～二五種類のワクチン接種が行われていましたが、それにより、極端に免疫が低下し、ほんらい人間には感染しないはずのブタのインフルエンザに感染してしまったのではないか」（由井氏）

つまり、このウイルスが人体内で変異し、より人に感染力の高い型が生まれたというのだ。

そして――。

「……大戦にともなう世界的な大量の予防接種実施による免疫力低下のなかで、全世界的に爆発的流行を引き起こし、医師が患者にできること、すなわちアスピリン（抗炎症鎮痛剤）を投与することで大量死につながった、というのが真相ではないのかと考えています。予防接種がこの大流行の真の原因であるとすると、世界的な大流行も、若い男性がバタバタと死んだ理由も、説明がつきます」（同）

●火に油を注ぐ……！　空前の愚行

悲劇を救おうとして医師たちが大量に投与した〝治療薬〟アスピリンが、さらに大量の犠牲者を出してしまった……。

火に油を注ぐ――とは、まさにこのこと。ワクチンという過ち、さらにアスピリンという過ちの二重の〝攻撃〟で、一億人近いひとびとが命を落としたのだ。

その意味で、〝スペイン風邪〟は自然発生の大流行では断じてない。

それは、悪夢のような〝人災〟によってもたらされたのだ。

この事実――第一波のパンデミックに加えて、第二波治療薬の攻撃――を、世界の医学界、マスコミは完全黙殺している。

「……〝スペイン風邪〟の死亡原因はアスピリンだった」

近藤誠医師は、そう断言する（『ワクチン副作用の恐怖』文藝春秋）。

つまり〝スペイン風邪〟大量死の真相は、〝薬害〟だったというのだ。

ワクチン・解熱剤拒否で一〇〇％生き残る

●大量犠牲者の死因はアスピリン

決定的証拠がある。アスピリンを打たなかった患者たちは、全員生存しているのだ。

■"スペイン風邪"の死者は解熱剤で大量死した

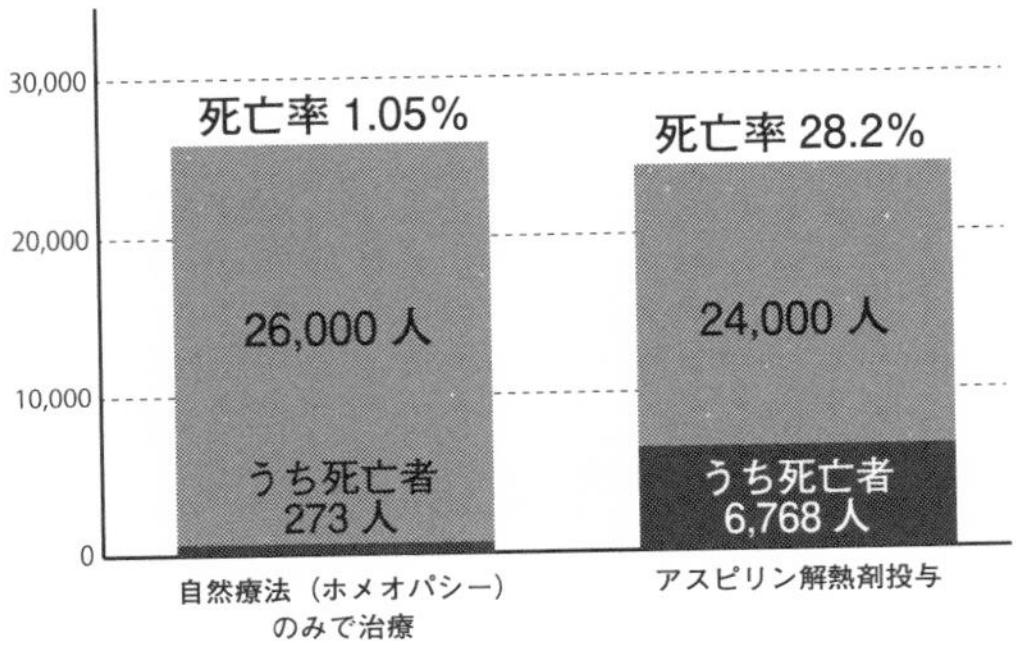

グラフ 3-3　米国でのスペイン風邪流行時の死亡率

「……〝スペイン風邪〟にかかった二〇〇人を治療した米国医師は、『死亡した患者はいなかった』と述べています。（死亡率〇％！）。彼の診療スタイルの特色は、近代科学がもたらした（解熱剤アスピリンなどの）クスリをつかわず、ホメオパシーという伝統的医療をおこなっていたことです」

ホメオパシーとは自然療法の一種。患者の「免疫力を高める」ことで治療する。

この二〇世紀初頭は、全米各地の大学病院にも、近代医学がもたらしたクスリをつかわない医師たちが、たくさん残っていた。

「……そういうクスリを使わない五〇人の医師たちが『インフルエンザで、自分の患者たちは死ななかった』『死んだのはクスリ（アスピリン）のせいだ』と証言しています」（近藤医師）

死亡率を比較すると、自然療法と解熱剤（アスピリン）との差は、決定的だ（**グラフ3-3**）。

愛読者カード

このたびは小社の本をお買い上げ頂き、ありがとうございます。今後の企画の参考とさせて頂きますのでお手数ですが、ご記入の上お送り下さい。

書 名

本書についてのご感想をお聞かせ下さい。また、今後の出版物についてのご意見などを、お寄せ下さい。

◎購読注文書◎

ご注文日　　年　　月　　日

書　名	冊　数

代金は本の発送の際、振替用紙を同封いたしますのでそちらにてお支払い下さい。
なおご注文は FAX 03-3239-8272
また、共栄書房オンラインショップ https://kyoeishobo.thebase.in/
でも受け付けております。（送料無料）

料金受取人払郵便

神田局承認

1108

差出有効期間
2022年9月30
日まで

郵便はがき

101−8791

507

東京都千代田区西神田
2-5-11出版輸送ビル2F
共栄書房　行

お名前《ふりがな》

お電話

ご住所（〒　　　　　　　）
（送り先）

◎新しい読者をご紹介ください。

お名前

お電話

ご住所（〒　　　　　　　）

死亡率は約二八倍！　つまり、これだけの患者が、アスピリンで〝殺された〟のだ。

高熱で苦しむ患者に〝とどめ〟を刺したのは、医者たちなのだ。

●致死量アスピリンを投与とは！

アスピリンは、一九世紀末にドイツで発明されたクスリだ。

鎮痛、解熱をもたらす特効薬として全世界に爆発的に普及した。

第一次大戦が始まると、アメリカやイギリスの製薬会社は、当時敵国だったドイツの特許を無視してアスピリンを大量生産した。そして医師たちは、風邪やインフルエンザの患者などにも大量使用した。「風邪を引いたらアスピリン！」と、特効薬の代名詞となっていたのだ。

〝スペイン風邪〟流行で、医師たちがまっさきに投与したのもアスピリンだった。

それも、これでもか、というほどの大量投与だ。

その結果は……悲惨の一言だ。

「……〝風邪〟が流行しているあいだ、ほとんどすべての患者が、アスピリンを服用していた。彼らのほとんど全員が、『アスピリンは痛みを除いてくれる』『体にも害はない』『素晴らしいクスリである』と信じ込んでいた。結果として、少しのあいだ不快な症状を我慢したならば、死ななくてすんだ患者が何千人もいたのである。彼らは、毒血のまわりに群がるハエのように、バタバタと死んでいった。科学が、彼らの命を助けようと最善を尽くしたにもかかわら

ず……」（A・F・スティーブン博士）

そして――。

次の警句が残されることになった。

――ドイツのアスピリンは、ドイツの弾丸より大勢の命を奪った――

（C・J・ロイザック医学博士）

ワクチン打つほど医療は儲かる、人は殺せる

●生物兵器ワクチンで人口削減

――恐ろしいことに〝闇の支配者〟イルミナティは、ここで貴重な教訓を学んだのだ。

「……ワクチンは、人類の『人口削減』に使える……」

つまり、ワクチンをイルミナティの宿願である人類〝間引き〟に使う。

まさに、ワクチンを生物兵器として使う……という発想だ。

悪魔勢力は〝スペイン風邪〟大量死を、素晴らしい成果（！）ととらえているのだ。

由井寅子氏も、ワクチン生物兵器を強く懸念している。

「……（〝スペイン風邪〟と）同じシナリオを、現代、人口削減のために人為的に行おうとし

た可能性が疑われる」

まったくわたしも同意見だ。

イルミナティの宿願は、新世界秩序NWO――つまり世界統一政府の樹立だ。

その目標一〇項目をあげたのが〝アジェンダ21〟だ。

①世界政府樹立、②大幅人口削減、③私有財産否定、④職業選択禁止、⑤強制移住実施、⑥国家子供没収、⑦最低教育強制、⑧反対運動厳禁、⑨全宗教禁止令、⑩企業国家管理

なんと、素晴らしい（？）未来社会だろう……。

これはもはや奴隷社会ではない。家畜社会だ。

〝かれら〟は古来、自分たち以外の人間をゴイム（獣）と呼んできた。

はなから、人類を人間と思っていないのだ。

だから、医療や戦争で大量殺戮しても、まったく心は痛まない。

増え過ぎた家畜を屠殺する感覚なのだ。

ここで、世界中で強制されてきたワクチンの、本当の目的がはっきりする。

それは、伝染病の予防などでは断じてない。

その目的は、人類の大幅人口削減、つまり大量殺戮なのだ。

増え過ぎた〝家畜〟を、間引きするのである。

その子を将来殺すため……WHOワクチン兵器

●三段階で作動する極秘兵器

その司令塔がWHO（世界保健機関）だ。

「……一九七二年、ジャーナリストのパトリック・ジョーダンは、WHOの極秘内部文書を暴いた。そこには、『ワクチンを偽装した生物兵器を開発する』と明記されていた」（拙著『ワクチンの罠』イースト・プレス）

国連を作ったのはロックフェラー財閥だ。つまり、イルミナティの頭目。

だから、国連は〝闇の支配者〟の道具にほかならない。

ワクチン型生物兵器の開発を計画していたのも、おどろくほどのことではない。

ちなみに、この〝生物兵器〟は三ステップで作動する。

（1）免疫力の未熟なゼロ歳児に、十数種のウイルスのタネを仕込む。

（2）思春期に子宮頸ガンワクチンなどを注射する。〝生物兵器〟はスタンバイになる。

（3）偽パンデミックを煽り、ワクチン接種を強制する。〝兵器〟トリガーが引かれて発症。免疫暴走サイトカイン・ストームで、数日で犠牲者は息をひきとる。

「ゼロ歳児に、なぜこんなに多くワクチンを打つんですか？」

若い母親によく聞かれる。

「その子を将来、殺すためですよ……」

母親の顔は蒼白となる。真実にめざめるべきだ。

●〝毒〟を医薬品にすればいい

イルミナティは、人口削減のためになんども殺人ウイルスをばらまいてきた。

かつて、鳥インフルエンザ騒動が世界を駆け巡ったことがあった。

『インフルエンザをばら撒く人々』（菊川征司著、徳間書店）は、「WHOが世界に病気をばらまいている」と名指しで告発する。

「……アメリカ政府とWHOが協力して高病原性鳥インフルエンザと新型インフルエンザの発生と世界的規模の流行を演出主導して、ワクチン会社を巻き込んで、ワクチン製造を急がせていることがよくわかります」（菊川氏）

同じことを、今度は、新型コロナウイルスで行っているのだ。

由井氏は著書で、「面白い漫画」として、以下を紹介している。

A「いい考えがあるよ。人口が増えているから、半分は〝毒漬け〟にしようよ」
B「もっといい考えがあるよ。その〝毒〟に金をはらってもらおうじゃないか」
C「もっといい考えがあるよ。その〝毒〟を医薬品にしてしまえばいいんだよ」

――これを、世界中の医療機関が行っている。

アメリカの良心、ロバート・メンデルソン医師は、こう警句している。

「現代医学の神は死に神である」「病院は死の教会である」

●「鎮痛剤は絶対ダメ！」（安保徹教授）

現在では、解熱剤はアスピリンだけではない。

それこそ、何十種類もの解熱剤が市販されている。それらは、消炎鎮痛剤などと呼ばれる。

「……消炎鎮痛剤は、ぜったいに使ってはダメだ！」

わたしが尊敬してやまなかった故・安保徹先生は、なんどもくり返しておられた。

その理由は、「重大副作用が恐ろしく、さらに血流阻害でガンなど万病の元となる」（『クスリをやめる」と病気は治る』マキノ出版）。

医師でありながら、製薬メーカーの利権に反することを、生涯訴えつづけてこられた。

そしていま、勇気ある医師たちが後につづいている。

「どんな熱にも解熱剤は必要ない」

ネットにズバリ投稿された意見だ。

「……小児科のホームページには、『熱が出ても元気なら解熱剤を使わなくてもいい』『グッタリしてひどそうなら使ってもよい』と書かれているところが多くなった。しかし、熱がより高く、元気がなく、グッタリしているときほど、解熱剤の弊害が出る。病気がひどいときほど、生体防御機構が熱を要求しているので、無理やり下げると、それに反発して、よけいに熱が上がる。より消耗する。病気も悪化し、合併症も起きる。ショックなどの副作用も出やすくなる。楽にしてあげたい、という親切心があだとなる。この点を強調したい」

アビガン、レムデシビル……治療薬で殺される

●ワクチンと治療薬を拒否する

一〇〇年前の〝スペイン風邪〟大流行を生きのびた二つの方法——それは、ワクチンの拒否と薬物治療の拒否だった。それを証明する記録は、数多く残っている。

「……私の家族は、全ての予防接種を拒んだため、その流行病のあいだ、ずっと元気だった。私たちは、（自然療法の）健康についての教えから『体内を毒物で汚染する』ことが、必ず病気につながることを知っていたのだ。スペイン風邪が流行したとき、すべての店舗、学校、事

業所が閉鎖された。医師たちや看護師たちはワクチン接種を受けていた。だから、彼らもスペイン風邪にかかっていた。そのため、病院も閉鎖されたのだ。町中の道路には、人っ子一人いなかった。まるで、廃墟のようだった……」(『明るみに出た豚インフルエンザの真実』E・J・マクビーン博士著)

まるで、現在のコロナ騒動そのままだ。

●死因一にワクチン、二に治療薬

当時も、ワクチン拒否、薬物拒否のひとは、みんな生き残っている。

「……(解熱剤など)クスリを使わない五〇人の医師たちが『インフルエンザ(スペイン風邪)で、自分たちの患者は死ななかった』『死んだのはクスリのせいだ』と証言」(同著)

たとえば――

「……私が治療したインフルエンザの患者のなかで死亡したひとたちは、全員、私が診療する前にアスピリンを飲んでいた」(W・P・ペスト医師)

「……一度の治療で一〇〇件以上、ほとんど一五〇件に近い症例を扱いました。金持ちも、貧乏人も、老いも若きも、また男も女も関係なく、すばらしい成果をあげました。症例は無選別でした。その一部は、最初の診療では深刻な症状――高熱や気管支炎などを発症していましたが、まもなく症状がやわらいでいきました。そして、熱はほとんどの場合二四時間から四八時間後には、しずまりました。患者には熱が平熱に戻ったあとも、絶対安静を指示し、食事はうすめた果物ジュースだけで、ミルクもお茶も禁じました。結果は、全体で一人の死亡者も出ず、それにつづく合併症もありませんでした」（英ドロシー・シェファード、ホメオパシー医師）

アスピリン投与でバタバタと患者を〝殺して〟きた医師たちとは、まったく対称的だ。

「……報告されている事例の最も卓越している点は、これらホメオパシー医たちが、ウイルス性感染症へのアスピリンの致命的な影響を認識している事実です。ウイルスが発見される一五年以上も前、そして、アスピリンと（重大副作用の）ライ症候群との関連性が、明らかにされていない当時においてです！」（由井氏）

〝スペイン風邪〟で大量死した人たちの死因は、一にワクチン、二に治療薬なのだ。

それは、コロナ騒動でも同じだ。これを、強く胸にきざんでほしい。

●アスピリン悲劇の繰り返し

巨大スポンサー製薬会社の〝洗脳〟装置と化したテレビや新聞は、連日、新型コロナの〝特効薬〟について、「アレが効く」「コレがいい」とはやしたてる。

アビガン、レムデシビル……などなど。

しかし、その「医薬品添付文書」の何十もの副作用群に目を通してほしい。

まさに、〝スペイン風邪〟で無知なる医師につかわれ、無知なる患者を大量殺戮した解熱剤アスピリンと、まったく同じなのだ。

「……当時の医師および病院が抱えていた〝スペイン風邪〟患者の死亡率三三％と比較して、薬物を使用しない治療院では、『水療法』『入浴』『浣腸』『断食』やその他のシンプルな治療法ののちに、献立を綿密に工夫した自然食の食事によって、一〇〇％近い治癒力を達成している。ある治療家は、八年間で、一人も患者が死亡することがなかった、という。薬物投与せず、患者を治癒に導き、一人も死亡させることがなかった……！　それは、みごとにワクチンの有害性、犯罪性を立証している」（『コロナの陰謀』前出）

この目をみはる成功は、〝スペイン風邪〟にかぎったことではない。

それは、あらゆる近代医療のあやまちをも、痛烈に告発している。

〝闇の支配者〟イルミナティは、「病気」も「戦争」も自在に起こしてきた。

〝スペイン風邪〟も〝新型コロナ〟も同じ。まるで瓜二つの悪魔の仕掛けた罠だ。

「……もし、薬物療法を行う当時の医師たちが、薬物をいっさい用いない当時の治療家と同レベルまで進化していたなら、当時のスペイン風邪で二〇〇〇万人もの犠牲者が出ることはなかっただろう」（『明るみに出た豚インフルエンザの真実』前出）

しかし、「人類の九割を抹殺する」……と願っている悪魔たちは、あきらめていない。

〝やつら〟は、このような猛毒ワクチンを「人類全員に強制する」……と明言している。

その露払いが、アビガン、レムデシビル、クロロキンなどの〝治療薬〟なのだ。

第4章　アビガン、レムデシビル……〝治療薬〟も危ないゾ！

――〝毒薬〟投与で治癒力は大破壊される

現代医療が九割消えれば人類は健康になれる

●〝治療薬〟が患者の命を奪う

マスコミは連日のコロナ報道で、ワクチンとともに〝治療薬〟にも期待している。

しかし、その正体は〝闇の力〟の〝洗脳〟装置であることを、忘れてはならない。

第3章で明らかにした、〝スペイン風邪〟に対する自然療法の奇跡を思い起こしてほしい。

薬物療法の解熱剤アスピリンを投与した患者は、自然療法の約二八倍も死亡している。

この死因が、じつはアスピリンであった。

なるほど、医師たちは、目の前の患者をなんとか救おうと、アスピリンを必死で投与した。

だれ一人、患者を殺そうと思って解熱剤を投与した医者はいないだろう。

アスピリンなど消炎鎮痛剤には、近年、致命的な恐ろしい副作用があることが判明している。

それが、スティーブンス・ジョンソン症候群だ。

その致死率は、なんと約四〇%。一〇人発病すると四人が命を落とすのだ。

その症状は、目を背けたくなる。皮膚が剥がれ、患者は高熱に苦しみながら死んでいく。

原因は、やはりサイトカイン・ストーム（免疫暴走）だ。

〝治療薬〟が、ぎゃくに患者の命を奪う――現代医療では、珍しいことではない。

●病院ストで死亡率が半減した

イスラエルでは、一九七三年、全土で病院がストライキをしたら、同国の死亡率が半減した。

そして、ストが解除されて病院が再開したら、死亡率は元にもどった。

この貴重な〝実験〟で、現代人の二人に一人が病院で〝殺されている〟ことがわかったのだ。

アメリカでガン患者の余命を調べた報告がある。

病院に行ってガン治療を受けた人たちは、平均余命三年だった。病院に行かず治療も受けなかったガン患者の余命は、なんと平均一二年六か月（ワシントン大学ハーディン・ジェームス教授論文）。

病院に行かず治療も受けなかった患者か、なぜ四倍以上も生きたのか？

何のことはない、病院に行ったガン患者は、抗ガン剤などガン治療によって寿命が縮まった。

つまり殺されたのだ。

日本のある国立大学付属病院で、死亡したガン患者のカルテを精査したら、その八〇％の死因はガンではなかった。

猛毒の抗ガン剤、有害な放射線、危険な手術……の三大療法で、〝殺された〟のだ。

これほど明快な事実がありながら、それでもひとびとは、病院にすがる。

そして、今日もまた殺されている……。

●九割は不要！　人類は健康になる

だから、ロバート・メンデルソン医師（前出）は、こう断言している。

「……現代医療で評価できるのは、一割の緊急救命医療のみ。残り九割は慢性病には無力。治せず、悪化させ、死なせている。現代医療の九割が地上から消えれば、人類はまちがいなく健康になれる。それは、わたしの信念である」

メンデルソン医師の主張に同感である。

日本の医療費は約五〇兆円。だから、四五兆円は有害無益なのだ。

世界の医療費は、約一〇〇〇兆円と推計されている。すると、九〇〇兆円は不要となる。

それで、人類は健康、幸福、長寿となる。素晴らしい！

医学が地上から消えれば、どうして人類九割が健康になるのか――。

現代医学が根本から狂っているからだ。

現代医学は、「自然治癒力の存在」すら認めていないのだ。

気狂い医者ウィルヒョウが〝医学の父〟とは！

●自然治癒力すら認めない！

自然治癒力とは、ホメオスタシス（生体恒常性理論）に基づく。

これは、「生体は常に正常を保とうとする」という生理学の根本理論だ。

このホメオスタシスが、物体と生体との根源的な違いなのだ。

ホメオスタシス原理は、病気や怪我のときにも発揮される。それが、自然治癒力の神秘だ。

古代ギリシアの医聖ヒポクラテスは、「人は生まれながらに体内に一〇〇人の名医をもっている」と喝破している。自然治癒力の例えであることは、いうまでもない。

なのに現代医学は、なぜ、その生命根本理論を否定しているのか？

その元凶がルドルフ・ウィルヒョウ（一八二一〜一九〇二年）。

ベルリン大学学長などを務め、当時のドイツ医学界を牛耳ってきた男だ。彼はこう主張した。

「……人間も機械と同じ物体である。物体に自然に治る神秘的な力など存在しない。治すのは、われわれ医者であり、医術であり、医薬だ」

なんという不遜、傲頑な態度だろう。

彼は、生命の根幹理論ホメオスタシスすら知らなかったのだ。

●狂人学者が〝医学の父〟に……！

その頭のおかしな医者が、なぜか、〝医学の父〟の座に祭り上げられてしまった。

うやうやしく王冠を捧げたのが、ロックフェラー財団だ。

ロックフェラー一族は、近代医学のほぼ全ての利権を掌中に独占してきた。

石油王ロックフェラーは、次は医療王の地位を狙ったのだ。

百万トン単位で石油を掘って、それを原料にミリグラム単位で医薬を合成する。

まさに現代の錬金術……。

そのとき〝かれら〟の目にとまったのが、マッドドクター、ウィルヒョウだった。

ロックフェラーは、この気狂い医者の理論を、近代医学の根本理論に据えた。

かくして、〝狂った医学〟は、近代医学の中枢理論に据えられたのだ。

以来、今日にいたるまで、世界中の大学医学部で教えられているのは、このウィルヒョウ医学である。教祖サマが自然治癒力の存在を否定したため、世界中の医学カリキュラムで自然治癒力の講座はゼロである。

そもそも医学教育では、自然治癒力の理論どころか、存在すら教えられていない。

新型コロナの問題を考える前に、まず、この現代医学の狂った現状を理解してほしい。

解熱剤アスピリンの悲劇をくりかえすな

●ガン治療は八割殺している

〝スペイン風邪〟の医療現場で、医者は必死で解熱剤アスピリンを患者に投与した。
なのに、患者は次々に死んでいった。
どうしてか？　ここに、彼らが学んだウィルヒョウ医学の落とし穴がある。
彼らは、自然治癒力の存在をまったく知らない。医学部で学んでいないから当然だ。
頭にたたき込まれたのは、薬物療法ばかりだ。
だから「クスリが病気を治す」と信じきっている。
狂ったウィルヒョウ医学のドグマに囚《とら》われた悲喜劇だ。
それは、現在もくりかえされている。ガン治療などその典型だ。
少なくとも八割は、病院による三大療法の重大副作用で〝殺されている〟。
わが国では年間約三六万人がガンで死んでいる……と政府は公表している。
真っ赤なウソだ。うち三〇万人は、病院の医療過誤で殺された犠牲者なのだ。
しかし、患者の遺族は、ガンで死んだとだまされ、泣く泣くあきらめている。
「あなたは、自分自身に抗ガン剤を打つか？」

医師に質問したアンケートがある。二七一人の医師の回答には仰天する。

二七〇人が「ノー！」。その理由は「猛毒でガンを治せないから」。

それでも、患者には打ちまくっている。現代医学の神は、文字通り〝死に神〟だ。

●万病の原因は〝体毒〟である

なぜ、解熱剤アスピリンが〝スペイン風邪〟の患者を救えなかったのか？

なぜ、自然療法にくらべて三〇倍近い患者を〝殺して〟しまったのか？

どうして、抗ガン剤治療など三大療法の副作用がガン患者死因の八割にまで達するのか？

その理由を理解する前に、病気の原因を理解しなければならない。

そもそも——病気はどうして起こるのか？


西洋医学は、永遠のナゾだ、という。

東洋医学は、原因は〝体毒〟という。


東洋医学が正解である。万病のもとは〝体毒〟なのだ。

〝体毒〟とは、つまりは体内にたまった毒素だ。

〝スペイン風邪〟治療の比較にもどろう。

アスピリンなど薬物投与した病院の死亡率は、三三%だった。

薬物を用いない自然療法の治療院の死亡率は、ゼロ%だった。

これほどの大差が、なぜついたのか?

同じことは予防接種にもいえる。

ワクチンを受けたひとは〝スペイン風邪〟にかかり、拒否したひとは、かからなかった。

治療でアスピリン投与患者はバタバタ死に、投与されない患者は一〇〇%生存した。

●体内の毒汚染で病気になる

これら自然療法の医師たちの証言は重要だ。

「……自然な健康法の教えから、『体内を毒物で汚染する』ことが必ず病気につながっていくことを知っていた」

まさに、正解である。

〝体毒〟は、全身の細胞にも〝老廃物〟としてたまる。細胞はそれに汚染される。

すると、生命力が衰える。それが病気の原因だ。

だから、病気を治すには、一にも二にも〝体毒〟を体外に出すことが肝要だ。

そのために、断食(ファスティング)がいちじるしい効果を発揮する。

古来から、ヨガの教えに「断食は万病を治す妙法」とある。

口から入る食物を断つことで、〝体毒〟を速やかに体外に排泄する。

毒素が抜けた身体はクリーンになる。もはや病気になりようがない。

断食は、次の三ステップで、病気を治していく。

(1) 自己浄化：〝体毒〟が排出され体内は理想的クリーンになる。
(2) 病巣融解：病気で病んだ部分から優先的に融解、排出が進む。
(3) 組織新生：融解排出された箇所には、新しい組織が再生する。

この素晴らしい治癒メカニズムを理解している現代医学の医者は、ほぼ皆無だ。

そして、彼らは断食と聞いただけで「餓死する！」と反射的に叫ぶのだ。

〝スペイン風邪〟の死者ゼロだった治療院の治療方法を、ふりかえってほしい。

「水療法」「入浴」「浣腸」「断食」……すべて〝体毒〟排出を促進する。〝体毒〟が抜ければクリーンな体となり、免疫力、回復力は劇的に向上する。死者ゼロもあたりまえだ。

新型コロナの治療方法も、これにならえばいいのだ。

アビガン、レムデシビルなど、化学薬品の投与がいかに恐ろしいか、おわかりになるだろう。

〝体毒〟＋〝薬毒〟で毒素倍増し病気は悪化

●薬物療法の致命的な誤り

「クスリは毒だ！」。これは、現代医学の医者でも認めている。

彼らは「あえて、毒をもって毒を制する」という。

しかし、この発想は正しいのか？

万病は〝体毒〟から生じる。つまり、病は体内にたまった毒物が原因なのだ。

新型コロナなら、ウイルスの出す毒素だ。それが〝体毒〟として、悪さをしているのだ。

そこに、アビガンやレムデシビルなどのクスリを投与する。つまり、新型コロナに苦しんでいる患者に〝薬毒〟を投与する。すると、体内の毒素は〝体毒〟＋〝薬毒〟で倍になる。

ワクチンもまったく同じだ。やはり、さまざまな毒物エキスの〝薬毒〟だ。

さらに〝薬毒〟を増やせば、〝体毒〟は三倍、四倍……と増えていく。

正しい東洋医学の観点に立てば、これで病気が治るわけがない。

それが、大学医学部教授のエライ先生たちには、百回言ってもわからない。

これを石頭というのだ。ウィルヒョウ気狂い医学のドグマ（教義）に侵されたアタマだ。

赤子が理解できることすら、わからなくなっている。

これが、現代医学の抱える喜劇であり、悲劇なのだ。

●特効薬はベッド、寝てれば治る

結論をいおう――。

まず、ＰＣＲ検査は、ぜったいに受けてはいけない。

これまでの解説で十分に理解できたはずだ。受けると、悪くすれば八割以上の確率で新型コロナ感染者にでっちあげられる。無実の濡れぎぬだ。

もし、熱が出たときは、どうする？

ＰＣＲ検査で〝陽性〟と出ても、おそらく新型コロナではない。

ふつうのインフルエンザか風邪の可能性が高い。なぜなら、ＰＣＲはインフルエンザＡ・Ｂ型、パラインフルエンザにも〝陽性〟と出る。のど風邪、アデノウイルスも同じ。

さらに、ふつうのコロナウイルスにも反応する。

これは、風邪ウイルスとして、身のまわりにゴロゴロいる。

さらには、よくあるマイコプラズマなどかもしれない。

そして、ＰＣＲ〝陽性〟を理由に、アビガン、レムデシビルなどの投与をすすめられたら、断固拒否すべき。妥協したら、〝スペイン風邪〟犠牲者と同じ惨劇があなたをおそう。

何より、新型コロナの致死率は通常のインフルエンザより弱い。

あなたが高熱を出し、ＰＣＲで〝陽性〟と出たとする。

それはいつものインフルエンザか風邪だと思ったほうがいい。

では、特効薬はないのか？

世界の医者は、こう断言している。

「風邪の唯一の特効薬は、ベッドである」

つまり「寝てろ」。それでイヤでも治る。

●ネットで「医薬品添付文書」を検索しよう

それでも、報道される新型コロナ〝特効薬〟が気になる……？

なら、あなたによい方法をお教えしよう。

それは、ネットでその薬剤の「医薬品添付文書」を検索することだ。

医薬品には、副作用など危険もつきものだ。

そこで薬事法では、各々「医薬品」に「添付文書」の作成と公開を義務付けている。

これまで述べたように、さまざまな製造物には「危険」がともなう。その危険による「製造物被害」を防ぐため、法律で「取扱い説明書」の添付が義務付けられている。

電気製品などでもお馴染みだ。

医薬品も同様。それが、「医薬品添付文書」なのだ。メーカーには、具体的な「用法」「用量」「注意」「警告」などについて、使用者への情報提供が義務付けられている。

医薬品は、使用法によっては、死亡することもありうる。そういう副作用は、「重大副作用」として列記しなければならない。薬害被害を未然に防ぐという名目で、製薬メーカーが知り得た情報をできるかぎり開示することが、法的に求められている。

使用者にとっても、あなたがクスリを服用しようとしたら、必ず「医薬品添付文書」を読まなければならない。

市販薬なら、紙で添付されている。しかし、病院で処方される薬はそうはいかない。投薬される患者は、まったくその薬剤の正体がわからない。

このばあい、使用者は処方、投与する医師となる。

だから、医師向けに「医薬品添付文書」は交付されている。

この内容はネットで公開されている。

レムデシビルなら、薬品名と「医薬品添付文書」と入力すれば検索できる。

ひと昔前は、医療関係者以外は検索すらできなかった。しかし、医薬品の最終消費者は患者である。公開拒否は患者の権利侵害だという声におされ、開示されるようになっている。

「心停止」「吐血」「呼吸停止」……戦慄の超猛毒性

●わずか三日の超スピード認可

アビガン、レムデシビル、クロロキン……最近名前の挙がった新型コロナ〝治療薬〟を検索すると、その隠された恐ろしさに戦慄するだろう。

たとえば、レムデシビル。

この薬は、もともとエボラ出血熱の〝治療薬〟として開発された。このエボラ出血熱は、致死率五〇～九〇％といわれるほど恐ろしい。おそらく感染症では最凶の殺人ウイルスだ。

これにくらべて新型コロナは、致死率〇・一％前後。まったく比べものにならない。

そもそも、これほど凶暴な感染症に用いる医薬品を、インフルエンザていどの、ゆるい感染症に転用してだいじょうぶなのか？　あの〝スペイン風邪〟ですら、「自然食」の食事療法、「断食」「入浴」などで、死者ゼロを達成しているのだ。

なら、あえて認可する必要はどこにあるのか？

二〇二〇年五月七日、レムデシビルは厚労省に承認されている。

「……米ギリアド・サイエンス社の日本法人が承認申請していた『ベルクリー点滴静注影響他』（商品名：レムデシビル）を特例承認した。申請からわずか三日後の承認であり、通常、部会後に承認まで事務手続きを経るところ、今回は部会の開催日に承認までいたっており、異例づくめの承認となった」（『日経ビジネス』２０２０／５／８、要約）

新型コロナ対策とはいえ、前例のないわずか三日の超スピード認可。その特例承認は、「重症患者に限定」という条件付きとなっている。

投与が認可された患者は「酸素吸入を要する」「体外式人工呼吸器（ＥＣＭＯ）導入」「侵襲的人工呼吸器を要する」。さらに、「可能なかぎり全症例についてデータを収集、報告」することが求められている。

●「敗血症」「心房細動」「脳症」……

投与承認が「重症患者に限定」ということは、それだけ、毒性（副作用）が激しいことの裏返しだ。

ネットで検索できるレムデシビルの「医薬品添付文書」には、おどろくべき記述がある。

「……本剤は特例承認された薬剤であり、安全性に係る情報は極めて限られており、引き続き情報を収集中である。因果関係は不明だが、一七・一項に記載の有害事象が報告されている」（「添付文書」）

つまり、どれだけ危険かまだわからない、というのだ。

そんな危ないクスリを、たった三日の〝審査〟でパスした……まさに、異常事態である。

件《くだん》の一七・一項には、こうある。

「……本剤の投与を受けた一六三例のうち五〇％（八二例）の患者に有害事象が報告された」

なんと、二人に一人〝毒性〟があらわれたのだ。

その〝有害事象〟とは……**「心停止」「血を吐く」「呼吸困難」「失声症」「血尿」「尿閉」「急性心不全」「心原性ショック」「呼吸不全」「多臓器不全」「腎損傷」「急性呼吸逼迫症候群」「コロナウイルス感染」「敗血症」「貧血」「心房細動」「脳症」**……。

血が凍る、とはこのことだ。これら〝有害事象〟は、ゆうに一〇〇を超えている。

そのすべては、レムデシビルを投与された患者が訴え、苦悶した〝事象〟なのだ。

その光景を思い浮かべると、胸が痛む。

この「添付文書」の「注意」で掲げられた被害例は、レムデシビルが超猛毒であることを証明している。

あなたは、以上の事実を知って、みずからに投与することを望むか？

愛する身内に、レムデシビルの投与を承諾するか？

これら一〇〇以上の超猛毒性が判明しているのに、厚労省は、なぜ超スピード認可したのか？　理由はただひとつ。製薬利権を背景とした政治圧力のみ。

どこからの圧力か？　製薬会社はいうまでもない。

その背後に潜むイルミナティの命令であることは、論を俟たない。

レムデシビルより海草のほうが効果があるとは！

●フコイダンの抗ウイルス作用

いま、世界の研究者の間でささやかれているキーワードがある。

それが、「ジャパン・ミステリー」だ。

日本は、新型コロナ対策でも、諸外国にくらべていずれも後手後手にまわったのに、どうして感染者も死者も少ないのか？　それは、公表データからも伺われる。

そこで、海外の研究者がこのミステリーに挑んだ。

すると、意外というか、あっけない結論に到達した。

日本人が常食している海草類に、強い抗ウイルス作用があった！

海草成分のフコイダンなどに強い抗ウイルス作用がある、という。

なら、危険な副作用のあるレムデシビルを投与してもらわなくても、毎朝ワカメのみそ汁を飲み、昆布の佃煮でも食べれていればよい。

げんに、ワカメ、昆布などの成分フコイダンなどは、レムデシビルよりも抗ウイルス作用が強い、という研究報告もある。

医薬品信仰で〝洗脳〟されているひとは、ただ面食らうばかりだろう。

■日本に死者が少ない理由は、緑茶、海草、納豆だ

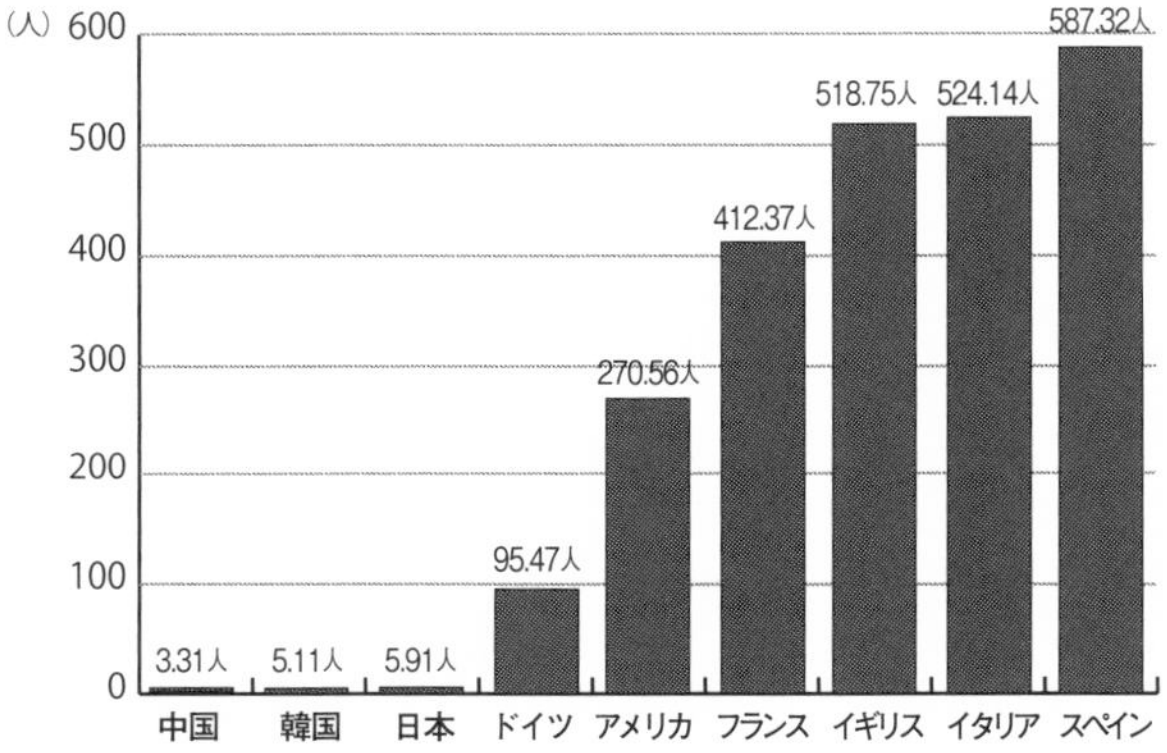

グラフ 4-1　人口 100 万人当たりの死者数
死者数：厚労省 HP より　人口：外務省 HP・経産相統計局 HP より

拍子抜けとはこのことだ。あれほど鳴り物入りで喧伝された〝夢の特効薬〟より、海草を食べたほうがコロナに効くとは……！

●緑茶、納豆、キムチのパワー

さらに笑ってしまう研究報告がある。

「日本人にコロナウイルスの死者が少ないのは、緑茶を飲んでいるからだ」

海草のつぎは、緑茶である。

緑茶の効能は、一言ではいえないほど素晴らしい。主成分カテキンは抗菌・抗ウイルス作用にきわめて優れる。加えて、抗ガン作用もある。

緑茶をよく飲むひとの胃ガン発症は八割も抑制される。伝統食の恵みを見直すべきだ（拙著『和食の底力』花伝社、参照）。

もしあなたがコーヒー党なら、今日から緑茶にシフトすべきだ。

ちなみにコーヒーには、少なくとも二種類の発ガン物質が確認されている。

豆を焙煎するときの熱で生じるアクリルアミド、そして、もうひとつは苦味成分コーヒー酸である。米カリフォルニア州では「州内で販売されるコーヒーには、『発ガン性あり』の注意表示をしなければならない」と州法で定められている。

ちなみに、日本人がコロナに強い理由は、まだある。

「納豆には抗ウイルス作用がある」と、海外の嬉しいリポートだ。

コロナ死亡率をみると、韓国もきわめて低い。海外研究によれば「それはキムチのおかげ」という。伝統の発酵食品は、強い抗ウイルス作用を発揮するのだ。

奇形児が生まれる！　他の毒性も凄いアビガン

●「食うな」「動くな」「寝てろ」

アビガン認可については、ひと悶着あった。製薬会社に絡む政治的利権争いだ。

この薬はもともと、インフルエンザ〝治療薬〟として開発された。

開発者が富山大学という地方大学出身で医学利権の傍流だったため、承認段階でイヤガラセをされた。しかし、国際的な需要圧力に応えて承認した、といういきさつがある。

国際医療マフィアにとって、コロナ騒動は金儲けの千載一遇のチャンス。レムデシビル同様、金の亡者たちが殺到した構図だ。

うたい文句は、「新型コロナ感染初期に投与すると、一定の効果がみられる」。

そこで、一種のアビガン待望論が生まれた。

しかしここでも、〝スペイン風邪〟の教訓を思い起こすべきだ。

そして、日本人にコロナウイルスの重症者、死者が少ない理由も見直すべだ。

さらに、現在は世界中で、ＰＣＲ〝陽性〟で即、新型コロナ感染者とされてしまう。

これが空前絶後のペテンであることは、すでにのべた。

いずれにせよ、あなたのとる行動は、ただ一つ。病気は確実に治る。


「食うな」「動くな」「寝てろ」

●強い催奇形性を「警告」する

さて――。期待の星（？）アビガンの「医薬品添付文書」は、以下のとおり。

「冒頭」に赤字でこうある。

「……『警告』動物実験において、初期胚の致死、および催奇形性が確認されていることから、妊婦、又は妊娠している可能性のある婦人には投与しないこと」

強い催奇形性は、強い遺伝子損傷を証明する。つまりＤＮＡ破壊だ。

これは、発ガン性、遺伝毒性の証明でもある。

さらに、つづく。

「……本剤の投与期間中に妊娠が疑われる場合には、ただちに投与を中止し、医師等に連絡する」「本剤は、精液中に移行することから、男性患者に投与するさいは、危険性について、十分説明する。その上で、投与終了後七日間まで、性交渉を行う場合は、きわめて有効な避妊方法を徹底（男性は必ずコンドームを着用）するよう指導する。また、この期間中、妊婦との性交渉を行わせないこと」

いやはや、これだけでアビガンの恐ろしさは十分に理解できる。

これだけ遺伝子損傷リスクがあれば、自分の体内にアビガンという〝毒物〟を入れたい、と思うひとはいないはずだ。

●「肺炎」「ショック」「ケイレン」

「添付文書」の「副作用」の項目に、興味深い記述がある。

「承認用法および用量における投与経験はない」

なんとも奇妙な表現だ。これだけ読んでも、なんのことやらわからない。

実は、アビガンは、日本国内の医療利権を牛耳る医療マフィアにイヤガラセをされて、人間への臨床試験が妨害されてきた。だから、動物実験レベルの治験しか存在しない。

医薬品認可にヒトへの臨床試験は不可欠だ。しかし、諸外国からの要請（つまり需要）に押されて、厚労省は、アビガンに限って臨床試験なしで医薬品認可する、というウルトラCを使ったのだ。これもまた、レムデシビル特例承認と同様、異例中の異例のあつかいだ。

つまり、コロナ特需でカネが儲かる。なら、規則なんてフッ飛ばせ！　というじつにわかりやすい対応なのだ。

だから、副作用の項目も書きようがない。動物実験しかデータはないのだ。

そこで、「添付文書」は苦しまぎれに、「重大な副作用」（類薬）として、「似た抗ウイルス・インフルエンザ薬」の副作用を記している（これも「添付文書」では前代未聞）。

「似たクスリはこれだけ危ないゾ。アビガンも同じだと思え」

――こんなアバウトな「注意」なのだ。

その内容は**「肺炎」「ショック」「アナフィラキシー」（急性アレルギー）「劇症肝炎」「肝障害」「黄疸」「スティーブンス・ジョンソン症候群」「急性腎障害」「精神障害」「幻覚」「妄想」「ケイレン」「出血性大腸炎」**……これもまた迫力満点。

それでもあなたは、アビガンに期待しますか？

わたしは、「食うな」「動くな」「寝てろ」をおすすめする。

第5章　悪魔のワクチン利権に殺到する製薬メーカー
――政府もグルだ！　国民の命とカネを〝闇の勢力〟に売り渡す

未知の〝遺伝子治療〟まで登場

●「人類全員モルモット」（高橋徳博士）

それは、屍肉に群がるおびただしいハイエナの群れのようだ……。

新型コロナの〝死ぬ死ぬ〟詐欺に乗じて、全世界で一〇〇社以上の製薬会社が、ワクチン開発競争に狂奔している。

英国ロンドン大学（衛生熱帯医学大学院）によると、二〇二〇年九月時点で、一七一ものワクチン候補が存在する、という。

そのワクチン・タイプは四つに大別される。

（1）ウイルスワクチン：危険のない状態にしたウイルスを直接注射する。

（2）ウイルスベクターワクチン：免疫源となるたんぱく質を生成するよう遺伝子操作した別種ウイルスを利用。

（3）DNA・mRNAワクチン：免疫源となるたんぱく質を生成する目的で、ウイルスのDNAやRNAを細胞に注入。

（4）たんぱく質ベースワクチン：標的ウイルスのたんぱく質のサブユニットを直接注入。

――（2）（3）は、これまで存在しなかった〝遺伝子ワクチン〟だ。

後述の高橋徳博士（米ウイスコンシン医科大学名誉教授）は警告する。

「……これはワクチンではない。遺伝子治療ですよ」

これらは、人類がこれまで体験したことない未知の〝治療〟だ。

「……なにが起こるか、まったくわからない。動物実験すらなされていない。それを、人間の体内に注射する。まさに、人類全員がモルモットです」（高橋博士）

これに対し、ワクチン利権派は呑気なものだ。製薬会社トップは自慢げに語る。

「……コロナウイルスが（人体）細胞に付くための〝スパイク〟とまったく同じDNAを投与し、細胞に〝異物が来た〟と判断させてスパイクの型に合った抗体を作らせる。病原体でなくスパイクと同じ配列DNAを投与するだけ。毒性があるウイルスを弱体化されたワクチンと違い、安全性の確保に長い時間がかかる心配もない。コストも抑えられる。大量製造もできる。

価格もインフルエンザ予防接種と同程度をめざしています」

遺伝子ワクチンを開発するアンジェス社の山田英社長は自信満々だ。未知の遺伝子治療の副作用への配慮は、まったくなさそうだ（『週刊新潮』2020／4／30より）。

●ワクチン神話は壮大な虚妄だ

これらワクチンの種類は、さらに八分類される。

やや専門的になるが、その一覧表が**表5―1**（次ページ）だ。

下三つが高橋博士が警告する遺伝子ワクチン。その戦慄の恐怖は、第6章で詳述している。

現在、世界の製薬メーカー百数十社が、ゴールをめざしデッドヒートの真っ最中だ。

そこに投じられた開発資金も、ハンパではない。中国だけでも治療費を含めた新型コロナワクチン開発費は、一五兆円にもたっしている。

主要な製薬会社をあげても、数えきれないほどだ。

ワクチンに限らず、医薬品開発は先行投資が原則だ。最初に巨額な費用を注ぎ込む。

それを、のちに医薬品として販売し、開発費を何十倍、何百倍と上回る利益を回収するのだ。

しかし、ワクチン開発は、ほかの医薬品とは異なる。感染症の病原が相手だからだ。

ワクチンの名目は、感染症の予防である。だから、古来、予防接種と呼ばれてきた。

伝染病の予防対策――これこそが、全世界に蔓延してきた〝ワクチン神話〟の始まりだ。

■世界は危険で未知の“遺伝子ワクチン”にシフト

表 5-1　ワクチン一覧表

	分類	概要	メリット	デメリット
	生ワクチン	生存能力を持ったウイルスや細菌の病原性を低下させて作ったワクチン。継代培養で弱毒化された株を形成する。	・一回接種でよい（全体活性化） ・早い免疫反応 ・早い免疫反応	発症するリスクがある（ポリオ）
	不活化ワクチン	化学処理をしてウイルスや細菌の感染能力を失わせたものを用いたワクチン。液性免疫だけが誘導される。	・安全性が高い（副反応が少ない）	アジュバントや複数回接種が必要
	トキソイドワクチン	病原体の毒素だけを取り出し、毒性をなくして作られたワクチン。	・特性は不活化ワクチンと類似	
	樹状細胞ワクチン	患者から取り出した樹状細胞をがん抗原などで教育・訓練して体内に戻すワクチン。	・安全性が高いとされている	有効性に疑問（証明されていない？）
	ペプチドワクチン	がん抗原の断片化ペプチドを投与し免疫反応を誘導するワクチン。	・安全性が高いとされている	実用化例が少ない
危険な遺伝子ワクチン	DNAワクチン	抗原情報をコードしたDNAをプラスミドに組み込んだワクチン。抗原提示細胞内で導入DNAから抗原たんぱく質が産生され、細胞性免疫および液性免疫が誘導される。	・プラスミドDNAは大腸菌の培養、精製で大量製造できる	・発現効率が低く（核内移行が必要）、アジュバントなどが必要 ・宿主DNA挿入リスク
危険な遺伝子ワクチン	mRNAワクチン	抗原情報をコードしたmRNAを組み込んだワクチン。通常はリボソームやナノ粒子などのDDSを用いる。	・RNAは細胞質に到達すればよく、発現効率が高い ・宿主のDNA挿入リスクがない	・非常に不安定で遺伝子発現のための補助が必要 ・コストが高い。生産能力が低い
危険な遺伝子ワクチン	ウイルスベクターワクチン	弱毒性のウイルスをベクターに用いて、抗原情報の遺伝子を投与することで、効果的な免疫反応を狙うワクチン。	・発現効率が高い	・ウイルスによる副作用（安全性） ・生産能力が低い

（「ワンダーアイズ」提供）

しかし、ワクチンの現実はこうだ。

――①感染症を防げない、②流行を爆発させる、③奇病が蔓延する。

それを証明するエビデンス（証拠）は、いくらでもある。

●感染終息を待って打っていた！

グラフ5-2は、英国の一五歳以下の子どもの、はしか年間死亡率の変化だ。

このグラフは、ワクチン無効の決定的証拠だ。

伝染病を防ぐのが目的の予防接種なら、左端の感染ピーク時に打つべきだろう。

なのに、ワクチンは、「はしか」が完全終息してから児童に打たれている。

こうなるとコメディである。

つまり〝やつら〟は、ワクチンが感染を予防できないことを知っている。だから、感染終息を見計らって全員接種したのだ。

そうして、〝やつら〟は国民に「ワクチンが『はしか』を撲滅した」と嘘をついてきた。

教科書にも嘘を麗々しく書いてきた。

■"予防"接種は嘘だ！ 流行終息して投与

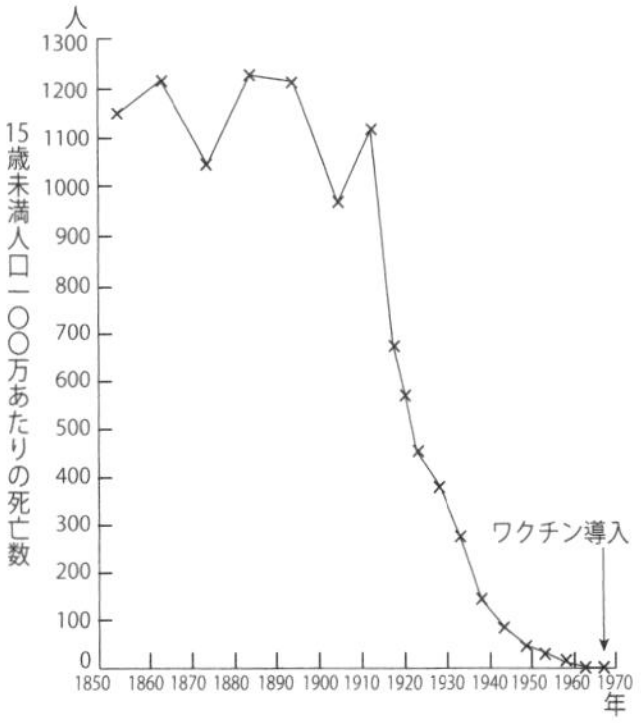

グラフ5-2　英国での子どもの麻しん死亡率

出　典：『The role of medicine』Basil Blackwell, 1979

■これで「ワクチンが撲滅した」と国民をだました

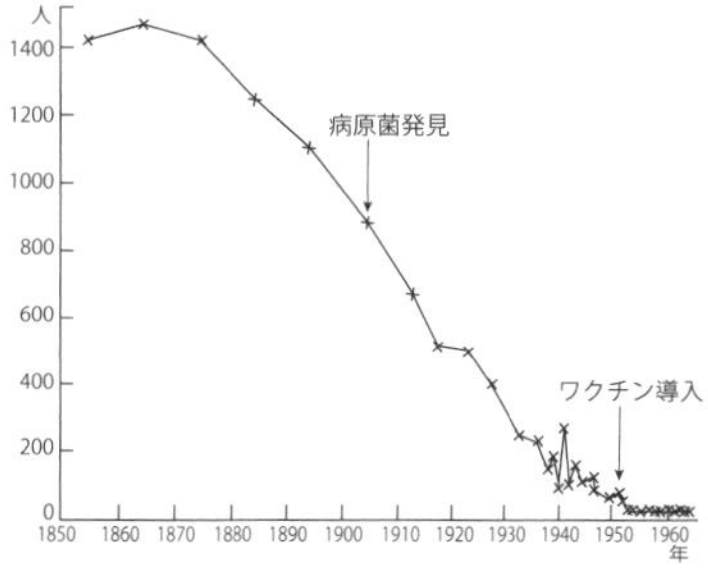

グラフ 5-3　英国での子どもの百日咳死亡率

出　典：『The role of medicine』Basil Blackwell, 1979

■ワクチンで死亡率急増、やめた途端に死亡率急減

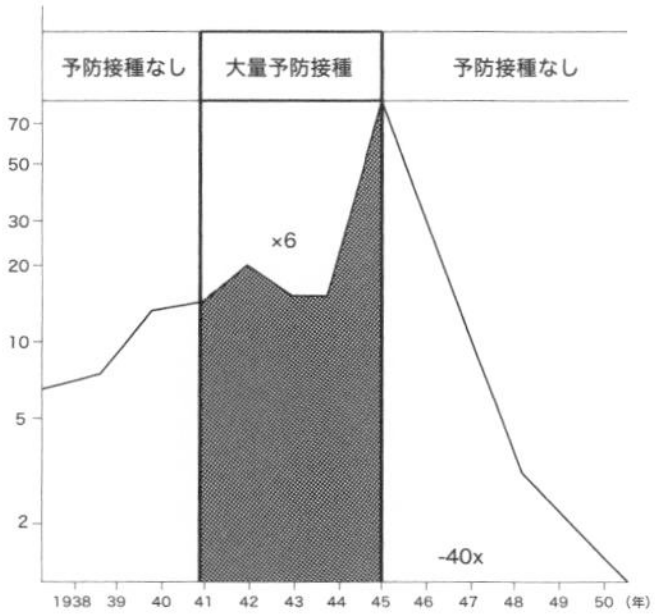

グラフ 5-4　ベルリンでのジフテリア発症者死亡対数尺度

出　典：S.Delarue, 1993, p.117(F. Hirthammer Verlag)

そして、大衆は見事に騙され、〝ワクチン神話〟は世界に広がっていったのだ。

その犯罪的ペテンを見破る証拠は、いくらでもある。

グラフ5-3は、英国の子どもの百日咳の年間死亡率だ。やはり、流行の終息を意図的に〝待って〟、予防接種を行っている。予防接種という言葉自体が、悪質なインチキだった。

グラフ5-4は、一九三八年から五〇年にかけて、ドイツ・ベルリンでのジフテリア発症した住民の死亡率。

大量の予防接種で死亡率は急増している。

そして、予防接種を止めた途端に死亡率は急減しゼロになっている。

これら事実は、ワクチンの正体をありありと暴いている。ワクチン真の目的は、感染症を悪性化させることなのだ。

「……このように予防接種することで、逆に病気が流行する例はたくさんあり、現在、流行している結核も、BCGによって引き起こされている可能性が疑われます」（『予防接種トンデモ論』由井寅子著、ホメオパシー出版）

それは、あらゆるワクチンに共通する恐ろしいたくらみである。

新型コロナワクチンにも、まったく同じことがいえる。

ワクチンを待ち望んでいるあなた――それは虐殺の日々を待ち望むのとなんら変わりはない。

いま、コロナ騒動に乗じて、世界中の製薬会社は〝効かない〟ワクチン開発に驀進《ばくしん》している。

国家もそれを後押ししている。そこに、目のくらむ莫大資金が投入されている。

狂気が狂気を後押しし、狂った地球社会に突入してしまっている。

●八種コロナワクチン全てペテンだ

医療マフィアたちは、あの手この手で、コロナ対策ワクチンの開発に血道をあげている。

しかし、各種ワクチンどれもが、新型コロナに効くわけがない。

それどころか、〝COVID-19〟感染症は、二〇二〇年春から夏には、世界中でピークを打って終息している。**グラフ5-5**がそれを裏付ける。これはドイツの例だ。

すでに二〇二〇年四月初めがピークで、右肩下がりで減少している。

天然であろうと人工ウイルスであろうと同じ。感染症は山なりカーブを描いて終息する。

■新型コロナもピークを打っている（ドイツの例）

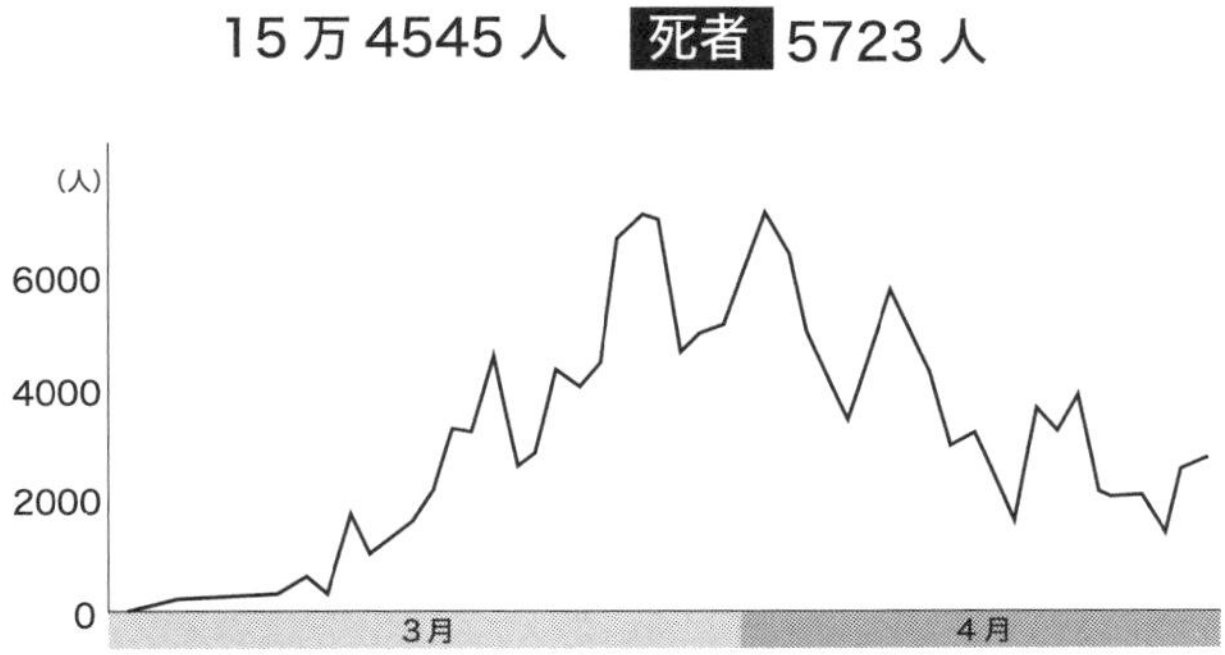

グラフ5-5　ドイツの新型コロナ死者数（2020年3月～4月）
出典：テレビ朝日 2020/4/25

人類は何もする必要はない。勝手に流行し、いずれ終焉し、地上から消えていく。

これが、自然の摂理だ。そして、毎年のように、さまざまな感染症が流行する。

これも、自然の摂理だ。

弱いものは犠牲になる。強いものは生き残る。

だから、まずは生命力を強める生き方を日頃から心がけることだ。

自然な食事、清潔の維持、安定した精神……など。

そして、万が一感染症にかかったときも、これら生活習慣が治療にもっとも役に立つ。

それを証明したのが〝スペイン風邪〟流行期の自然療法医師たちの完全勝利だ。

こうして、ヒトは病原体に免疫を獲得し、感染症は右肩下がりで衰微し、消えていく……。

天然痘を爆発流行させたジェンナーの苦悩

●〝ワクチンの父〟つくられた虚像

ワクチンといえば、エドワード・ジェンナー（一七四九〜一八二三）の名をだれもが思い浮かべる。

田舎の開業医だったジェンナーは、「牛痘を天然痘の予防に使えないか？」と考えた。

「……使用人の子である八歳の少年に牛痘を接種した。少年は若干の発熱と不快感を訴えたが、深刻な症状はなかった。六週間後、少年に天然痘を接種したが、天然痘にはかからなかった。一七九八年、これを発表し、その後、種痘法はヨーロッパ中に広まった」（ウィキペディア、要約）

一八〇二年、英国議会はその栄誉を称え、巨額の報償金を授けている。

その名は〝ワクチンの父〟として語り継がれている。まさに、人類を救った救世主なのだ。

ここまでが、我々が学校で習った偉人伝である。

しかし、それもまた〝やつら〟がねつ造したものだったのだ。

〝かれら〟は、よくこの〝洗脳〟の手口をつかう。たとえば、〝医学の父〟がマッドドクターのウィルヒョウ、〝栄養学の父〟がペテン学者フォイト……といったぐあいだ。

●「過ちを犯した」ジェンナーの悔恨

ところが、すでに一九世紀英国の医師コンプトン・バーネットは、「天然痘ワクチンは、天然痘の死亡率を高める」と警告している。

そして、天然痘ワクチンによる病気が想像以上に広範囲に及ぶことを、臨床を通して証明した。彼は、ワクチンが原因で引き起こされる病気を「ワクチノーシス（ワクチン病）」と命名しているほどだ。

偉人ジェンナーは、その輝かしい業績のみが語り伝えられてきた。

しかし、晩年の彼は、人知れず苦悩していた。

みずから発明した牛痘接種法について、懐疑的になっている彼の告白が残されている。

「……やはり、私は恐ろしいまちがいを犯してしまったのではないか。そして、ものすごい（危険な）ものをつくってしまったのではないか……。私には、それがわからない」

偉人の苦悩と自問は、正しかった。

はたしてジェンナーの予防接種で、ヨーロッパの天然痘は撲滅されたのだろうか？

じっさいは、まったく真逆だった。ジェンナーの後悔は当たっていた。

●種痘で天然痘は爆発拡大

「……ジェンナーの種痘法は、英国をはじめ欧州各国で熱狂的に受け入れられた。欧州すべて

の幼児が牛痘の接種を受けるようになった」（拙著『ワクチンの罠』イースト・プレス）

英国などは、国策として国民全員の接種を厳命《げんめい》した。

拒否すると刑務所に投獄。それほど厳しいものであった。

なら、このジェンナー牛痘接種は、天然痘撲滅にめざましい効果があった……かと思いきや、意に反して、一八〇〇年代後半、欧州では天然痘は終息するどころか爆発的に流行、拡大したのだ。

「……当時の天然痘の猛威たるやすさまじい。もっとも被害が大きかった一八七〇年から七一年にかけては、ドイツ国内だけで、一〇〇万人以上が罹患、わずか一年で一二万人が死亡した。そして、おどろくべきことに、そのうち九六％が種痘を受けていた。種痘を受けなかった人は、わずか四％。このデータから、種痘は天然痘を防ぐどころか、爆発的流行の原因になっていたことがわかる」（前著）

当時のドイツ宰相ビスマルクは、各州政府に次の通達を行っている。

「……おびただしい天然痘患者は、種痘が原因である。『天然痘を予防する』という牛痘接種は完全な誤りだ」

英国も同じ悲劇に襲われた。種痘が全土に広まったとたん天然痘の大流行が始まった。

たちまち二万人近くが死亡し、流行は毎年拡大、ついに一八七二年には、死者は四万四四八〇人にたっした。

恐るべき人災、ワクチン病〝ワクチノーシス〟

●コロナワクチンでも激増する

「……一八世紀末ジェンナーの予防接種導入によって、人類は言葉では言い表せないほど多くの悲しみ、苦悩、衰弱を与えられたのです。これが事実です。ジェンナー自身、種痘によって死にいたったケースに何度も遭遇していました」（『予防接種トンデモ論』前出）

自然療法ホメオパシーを考案した功績で知られる医師バーネットは、牛痘接種によるおびただしい被害者たちを診察し、それが、天然痘ワクチンによる〝ワクチノーシス〟であることを証明している。

「……予防接種者は、ワクチンウイルスによって毒されている。実は、発疹は、注入されたウイルスから自由になろうとする組織上の反応である。もし発疹が出ず、ウイルスが吸収されたばあい、排泄のプロセスは慢性化へと進行する。すなわち、不全麻痺、神経痛、頭痛、にきび、吹き出物などとなって現れる。したがって、反応が低ければ低いほど、慢性〝ワクチノーシス〟に苦しむ確率が高くなる。すなわち、予防接種の本当の病気の慢性化……神経痛や不全麻痺である」（バーネット医師）

これは、現在開発中のコロナワクチンも、まったく同じだ。

ワクチンを打つということは、体内に〝ウイルス毒〟を入れることなのだ。
その先に待つのは、〝ワクチノーシス〟の予想を超えた苦しみである。
バーネット医師が当時、目にして記録したワクチン犠牲者の姿は、悲惨である。

――脊髄炎症、急性病、瀕死の赤ん坊、肺炎カタル、頭痛、脾臓肥大、成長停止、半身マヒ、膿をもつ湿疹、長年来の慢性頭痛、頻繁のインフルエンザ、頭の脱毛……

これら悲惨な〝ワクチノーシス〟は、現在でもひとびとを苦しめている。
いや、現代人はその比ではない。現代ほど、人類がかつて出会ったことのない難病、奇病にあふれている時代はない。その多くが、じつに〝闇の支配者〟に強制されている〝治療〟薬やワクチン毒によるものである可能性はきわめて高い。

●ワクチンにロスチャイルドの影

予防接種は、これだけの悲惨な結末をたどっている。
なのに、なぜ、〝ワクチン神話〟はいまだ生き延びているのか？
わたしは『ワクチンの罠』（前出）を書いた時から不思議でならなかった。
そして、その後、ワクチン幻想を広めた黒幕に思いいたった。

それが、マイヤー・アムシェル・ロスチャイルド（84ページ）。

世界を闇から支配するロスチャイルド財閥の創始者だ。

彼は一七七三年、若干三〇歳で、欧州全域から一二名の富豪を集め、「われわれがこの地球を統一し支配する」と宣言している。そこで採択したのが「二五ヵ条の世界支配戦略」だ。

そこで彼は、人類をゴイム（獣）と呼び捨てにしている。

「暴力とテロと恐怖で支配し、酒、ドラッグ、退廃で堕落させよ」

——はなから人類は、ロスチャイルド一族にとって、支配・管理する家畜なのだ。

「最終目標の世界支配のためにあらゆる手段は正当化される」

——だから、ワクチン神話は、二〇〇年以上にわたってねつ造されてきたのだ。

「恐怖支配は、大衆を手っ取り早く支配するもっとも安上がりの方法だ」

——生物兵器である新型コロナのパンデミックこそ、恐怖支配に最適だ。

「我々の力を行使すれば、失業と飢えを作り出すことができる」

——これも新型コロナ散布で仕掛けられたパンデミックそのものだ。

「（人類の）群集心理を利用して、大衆への支配権を確立せよ」

——コロナの恐怖を煽り、大衆を盲従させ、ワクチンを強制する。まさに戦略のとおり。

●ロスチャイルド圧力でワクチン普及？

さて――。この狡猾なマイヤー・ロスチャイルドとジェンナーは、同時代に生きていた。

ジェンナーが種痘法を発表したのが一七九八年。なぜか英国政府は、すぐにこのワクチン接種法に飛び付いている。当初、たった一人の少年の〝成功例〟しかなかったのに……。

そのわずか四年後の一八〇二年、政府は巨額報償金を彼に授与している。

そして同政府は、全国民に牛痘接種命令を発動している。

拒否すれば投獄という過酷な政策だ。

さらに不思議なのは、いまだ効能効果の例証もないまま、他の欧州国も右に倣《なら》えした不自然さだ。私は、各国の決定の背後に、ロスチャイルドの画策と圧力があった……と確信する。

当時、彼は五八歳。脂の乗り切った年代だ。

予防接種は国家が全国民に強制的に接種させる。全費用はすべて国家が支払う。

これほどおいしい利権はない。狡猾無比のマイヤーが目を付けないわけがない。

当時からロスチャイルド家は、欧州第一の巨大財閥だった。

そして、「世界支配戦略」でこう豪語している。


「助言者の仮面を被ったわれわれの工作員を、政治・経済・財政あらゆる分野に潜入させよ」

――コロナ禍の世界は、日本は、とっくに工作員だらけ、と思ったほうがいい。

扇動マスコミとめざめた市民の対決だ！

●ワクチン不足をあおる日本マスコミ

現代はメディアが発達しているだけに、なおさらやっかいだ。

マスコミが「ワクチン待望論」を、これでもかとあおる。

「……新型コロナワクチン争奪戦！『優先で打ってもらえる人』は、もう決まっている⁉」

これは、『週刊ポスト』（2020／8／27）の扇動的な見出し。さらに「医療従事者？ 高齢者？ 著名人ら〝上級国民〟が『裏口接種』も⁉」とあおりまくる。

まさに、扇動ジャーナリズムそのものだ。

こんな記事を読めば、単純なひとは「コロナで助かるにはワクチンしかない」と思い込んでしまう。「（コロナの）重症化や死亡リスクのみならず、最近は『後遺症リスク』も指摘されている。インフルエンザなどと同様に、予防ができるよう『ワクチン』の開発が急ピッチで進む」（同誌）

ワクチンこそ予防の決め手、とあおっている。

「……WHOによれば、七月末時点で、世界で開発中のワクチン候補は一六五種類。そのうち治験に入ったものは二六種類ある。数千～数万人規模を対象とした『第三相』まで到達してい

るもののひとつが、英国の製薬大手『アストラゼネカ』のものだ」（同誌）

さらに、安倍内閣の対応を評価する。

「……政府は、同社と一億二〇〇〇万回分の供給を受けることで合意。加藤厚労相、『二一年三月までには、三〇〇〇万回分を確保する』と発表。だが、同社のワクチンは『一回か二回打つ』とされる。二回となれば、接種できるのは一五〇〇万人。日本人の〝八人に一人〟だ」（同誌）

そこで「奪い合いが始まる」と、国民の不安に火を付ける。

●解熱剤四グラム配合の戦慄

「……副反応（副作用）との兼ね合いもある。ワクチンは体内に〝異物〟を入れるため、炎症が起きるケースが多く、副反応で接種部の痛みや腫れ、発熱や頭痛、関節痛などが生じやすい。『アストラゼネカ社のワクチンは、副反応が強いとされ、痛み止めのアセトアミノフェンを同時に最大量（四〇〇〇㎎）使っています』（谷本哲也医師）」（『週刊ポスト』前出）

空恐ろしい事実も明らかになった。アセトアミノフェンは、〝スペイン風邪〟で大量虐殺したアスピリンと同じ消炎鎮痛剤。それを四グラムも同時注射するとは！

「……医療従事者や重症化リスクの高い高齢者、介護職員などでなく、〝裏口接種〟のつてもない人は、後回しにされる可能性がある」（同誌）

まるで、ワクチンが唯一の救いであるかのような書き方だ。

これらマスコミの不勉強と扇動が、さらに国民を白痴化していくのだ。

われもわれもとワクチン注射を求めて殺到したら、このクニはおしまいである。

●「コロナはサギだ!」世界はめざめた

それでも、「何かおかしい!」と、目覚めたひとたちが急速に増えている。

ロシアでは、国民の四人に一人は、新型コロナ流行をまったく信じていない。

同国では大々的な世論調査を、三月一八日から五月二六日、二〇～六〇歳、三万人以上に実施。その結果、二三・二%がコロナ流行を「ヤラセだ!」として信じていない。九・六%は「危険性は誇張されている」。さらに、国民三分の一は、そもそも「新型コロナの危険性を信じていない」。そのうち四三%は知人を訪問し、五四%は散歩し、七四%が「外出禁止措置」は必要なかった、と回答している。

ロシア政府は外出禁止命令を六月中旬まで延期している。

しかし、国民はいたって大人で冷静なのだ。

その上をいくのがスウェーデンだ。すでにコロナに勝利して平静をとりもどしている。

〝集団免疫〟を獲得した同国民にとって、世界のワクチン待望など気がふれた妄想にしかみえないだろう。

そして、スウェーデンの孤高の勝利は、あらゆる地球市民を勇気づけている。

「マスクをはずせ！」「コロナはサギだ！」

これを合い言葉に立ち上がったひとびとが、世界で爆発的に増えている。

それはプロローグで紹介したベルリンやロンドンなどの数百万人のデモ、集会でも明らかだ。

さらに――各国議会でも、告発の怒りの声が噴出している。イタリアの例をあげる。

世界の子どもに注射！〝ワクチン妖怪〟ビル・ゲイツ

●犯罪者だ！　イタリア議会で糾弾

「……ビル・ゲイツ氏から電話がきたら、それを『国際刑事裁判所』に回してください！」

サラ・クーニアル女史。イタリア議会壇上での発言だ。

国会議員である彼女は、対峙するコンテ首相に痛烈な一言を投げかけた。

さらに〝影の政府〟（ディープステート）に操られた政権とメディアを激しく糾弾した。

そして、世界中の子どもたちにワクチン注射を打とうしているビル・ゲイツを「犯罪者」と罵倒する。さらに舌鋒は、巨大製薬企業とＷＨＯにあやつられているマッタレッラ大統領にも向けられた。

サラ議員の演説は、ビル・ゲイツという〝ワクチン妖怪〟の姿を白日のもとにさらしている。

「……ビル・ゲイツは、すでに二〇一八年に、（新型コロナの）感染爆発を予言しました。そして、これは昨年（二〇一九年）一〇月『イベント201』で、シミュレーションされています。かれのダボス（会議）の仲間に従ったのです。彼は何十年にもわたり、人口削減計画を練ってきました。全世界の政策を専制支配する計画も企んできた。その目的は、農薬、テクノロジー、エネルギーへの支配権を握ること。彼はこう宣言しています。『我々がワクチン、健康について〝良い仕事〟をすれば、世界人口の一〇〜一五％を削減できる』。さらにこう言ったのです。『大虐殺のみが、世界を救うことができる』……」

耳をうたがう。これは、まさにイルミナティの人口削減計画そのもの。

彼がこの世界最強・秘密組織の主要メンバーであることが、はっきりわかる。

●アフリカ数百万女性が不妊に

「……彼のワクチンのため、アフリカ数百万人の女性の不妊に〝成功〟しました。さらに、ポリオ流行をつくりだし、インド五〇万人の子どもを麻痺させた。今現在も、彼の〝ＤＴaワクチン〟（三種混合ワクチン）は、病気そのものより（一〇倍もの！）死者をもたらしている」（サラ議員）

さらに、ビル・ゲイツの悪状暴露はつづく。

「……モンサント社によってデザインされた不妊化されたＧＭＯ（遺伝子組み替え食品）も、

ビル・ゲイツは不妊を目的としている。それら不妊食品を気前良く配った。これはすべて、彼が『顔認証』の〝電子タトゥー〟を企んでいるからです」（サラ議員）

〝電子タトゥー〟とは、〝闇の勢力〟が将来、人間を家畜のように管理するための「識個番号」だ。ＱＲコードのように、皮膚に（！）タトゥーとして埋めこむことが計画されている。

現在、牛や豚など家畜の耳に付けられている「識別タグ」を、人間の皮膚に埋め込む。

つまり、〝闇の勢力〟イルミナティによる人類家畜化がついに動き出したのだ。

コロナ偽パンデミックは、そのための仕掛けである。

まず、ＰＣＲ検査およびワクチンを受けたひとと拒否したひとが、識別される。

「非接触者アプリ」「免疫パスポート」などは、その下準備なのだ。

ワクチンの先にある「人類家畜化」の陰謀

●学者に時給一五〇万円のワイロ

サラ議員は、コロナワクチンの先にある「人類家畜化」の陰謀に、ビル・ゲイツが先導的役割を果たしている、と告発している。

「……そして、ＲＮＡワクチン（遺伝子ワクチン）とは、われわれの免疫システムを〝再プログラム〟するためのツール。この企みは、アメリカの５Ｇインフラを所有する多国籍企業のビ

ジネスと並行して行われている」（サラ議員）

その陰謀計画は、イタリア国内でも密かに進められている、という。

「……このお膳立てのなかに見つかるのが、ディープステートのイタリア・バージョン。国内で仏製薬会社サノフィパスツールは、すでにグラクソ・スミス社と共謀している。そこで高名なウイルス学者が、一〇分ごとに二〇〇〇ユーロ（約二五万円）を受け取っているのですよ！」

この学者の〝裏収入〟は、時給一五〇万円……！　日給なら、三六〇〇万円ナリ。

たまらない金額だ。これでは、悪魔に魂まで売り渡す学者が続出するのも当然だ。

おなじ学界腐敗は、日本も同じだろう。

これら買収ワイロは、政界さらにメディアにもばらまかれている。

●コロナ対策費がワクチンに流用

「……（〝かれら〟と）医学界で署名された闇契約署に『新人医師を〝洗脳〟する』とあります。さらに、ローマエンジニアリングのような多国籍ハイテク企業は、国民の健康データの支配・管理を狙っている。『欧州アジェンダＩＤ２０２０』という電子ＩＤを実現するためです。これは、大衆にワクチン接種を行い、（その情報管理する）デジタル・プラットフォームを確立するため。これは、レンツィ元首相がＩＢＭと始めたデータ譲渡を継続するものです。レンツィは、二〇一六年、ゲイツ・グローバル財団に三〇％の資金を回している。彼には、サッスンやニコラオのような、米アスペン研究所の友達が何人もいて、何の科学的根拠もない四ページの報告書に、時給八〇〇ユーロ（約一〇万円）も支払っている。彼は（世界を裏支配する）ビルダーバーグ軍事司令官でもあり、愛情のひとカケラもない人物です」（サラ議員）

さらに彼女は、コロナウイルス対策として流れる巨額資金の流れを暴露する。

「……コロナウイルスと戦う国際同盟へのイタリアの拠出金は、一億四〇〇〇万ユーロ（約一七四億円）にたっする。一億二〇〇〇万ユーロが、ゲイツ財団によって創設された非営利団体ギャビー同盟に流れる。これも、コロナ対抗ワクチン開発のためＥＵ委員会から補償される七四億ユーロ（九〇〇〇億円強）のほんの一部です。この巨額の金が、これまで私が説明してきたことに使われるのです」（同）

サラ女史の告発と気迫には、うなるしかない。

名指しで告発された元首相は、グウの音も出ないはずだ。

科学ドグマで違法な「対策」を強制している

●伝統的食事や生活様式の大切さ

彼女は、新型コロナへの対応として、伝統的な食事や生活様式の大切さを訴える。

「……さらに、私たちの生活様式、食事、環境との接し方など、現実的な予防法が存在するこ

とはいうまでもありません」（同）

彼女は、コロナ対策として強制される多くの措置が、「国際規則」に反すると批判する。それは、一九四七年に採択された「ニュールンベルグ綱領」。

これは臨床試験に関する世界初の国際ガイドラインだ。

「……あなたがたは、この『綱領』を『強制的衛生措置』『渡航禁止』『尊厳を侵す恥辱』『対人距離』『顔認証』などで犯している。これら（犯罪的）措置は、（誤った）科学的ドグマにささえられたもの。そのドグマは、共和国（イタリア）歴代首相によって固守されてきた。まさに、この国は、真の文化的疫病に冒されている。我々は、向こう側にいる市民たちと共に、抵抗の砲弾を増すでしょう。あなたたちに、我々全員の抑圧は不可能となる。私は、あなたに諫《かん》言《げん》する……どうか……（コンテ首相陣営がヤジで妨害）」

ここで、議長が発言する。

議長「親愛なる同僚諸君よ、ここは自由議会だ。それぞれ、全ての人に、自分の意見を表明する権利がある。あなたがた全員がたとえその意見に賛成でなくとも、それを尊重しなければならない。そのようなふるまいは、やめたまえ！（拍手が起こる）

どうぞ、議員、まとめてください」

サラ議員「結論です。大統領のあなたにお願いがあります。コンテ首相に忠告する〝報道官〟となっていただきたい。親愛なるコンテ首相！　今度、〝慈善家〟ビル・ゲイツから電話を受けとったら、どうぞ、人道に反する罪で、国際刑事裁判所に直接回してください。さもなければ、法律家とは何か、定義を教えてください。（かれらは）犯罪者からの命令を受けとっているのですから……。ありがとうございます」

（二〇二〇年五月一四日配信、サイト『字幕大王』参照、一部改変）

いや――、まさに、映画のクライマックスを観る思いがする。

サラ・クーニアル議員の毅然とした態度に、心からの拍手を送りたい。

●七兆八〇〇〇億円！　目の眩む暴利

ちなみに、安倍首相から政権を引き継いだ菅首相も、やはりイルミナティの走狗。ディープステートの繰り人形だ。彼は二〇二一年一月四日、「二月下旬には接種開始」とゴーサインを出した。ファイザー、モデルナ、アストラゼネカ三社が日本政府に突き付けてくる「請求書」総額は約六七一四億円。国民一人当り約五五〇〇円を没収。菅政権は「接種無料」というが、なんのことはない、血税からもぎ盗られるのだ。

そして、これらワクチン・メーカーには、すでに七八億回分が予約済み。一回一〇〇〇円とすれば、約七兆八〇〇〇億円が転がり込む。まさに、濡れ手に粟……。目の眩む暴利。

これが、コロナ〝死ぬ死ぬ〟詐欺の目的なのだ。

第6章　闇の支配〝ワクチン幻想〟から目をさませ！
――正体は、人口削減、家畜社会への生物兵器だ

ファッシズムという〝病い〟が広がる

●自由だ！　デーヴィッド・アイクは叫ぶ

「……自由だ！」

デーヴィッド・アイクは数万人もの聴衆に叫んだ。

会場は熱狂に包まれた。拍手と喚声が沸き起こった。

二〇二〇年八月二九日、英国ロンドンでの反コロナ抗議集会（25ページ参照）。壇上にあがった彼は、アイク、アイク……の唱和で迎えられた。まさにこれこそ、世界の民主主義リーダーの名がふさわしい。尊敬する彼のメッセージ映像を観て、胸が熱くなった。

その熱血スピーチを、ここに再現する。

――今は狂気の世界です。
そのなかで、いま〝正気の島〟を眺めていることは、なんという喜びでしょう！
われわれが、ここに集まったのはなぜか？
この地を、この世界を、危険で致死的な〝疫病〟が席巻しているからです。
それはＣＯＶＩＤ-19ではありませんよ。
ファッシズムです！
新型コロナパンデミックという幻想で正当化された、ファッシズムです。
ウイルス……まさに、これの〝手柄〟ですね。
「人に六フィート以内に近づいてはいけない」「ウイルスから守るため……！」
いまやイライラも限界にたっしそうです。
「家の外では、人に会うのは一五分以内にしましょう」
そして――
マスクの強制。来週末までだそうです。いまいましいカレンダーですよ（会場笑い）。

●長く計画された〝アジェンダ〟

なぜ、こんなナンセンスが広がっているのか？
脳が働くひとなら誰もがわかるでしょう。ナンセンスだと。

それは〝でっちあげ〟だからです。

……なぜ連中は、こんなことを仕掛けたのか？　ほかの視点から、お答えできます。

なぜ私が、現在の〝事件〟を数十年も前に予言できたのか？

なぜ一九三〇年代に、オルダス・ハクスリーが現れたのか？

なぜ一九四〇年代に、ジョージ・オーウェルが現れたのか？

現在の〝事件〟は、偶発的ではない。単純に起こったのではない。

われわれが今見ているのは、長きにわたり計画された〝アジェンダ〟（計画）です。

シナリオ通りです。

行き先は……われわれがいま立ち上がらなければ……人類の世界的な完全征服です。

それを、とくにテクノロジー的に終わらせなければならない。

〝やつら〟は大衆を心理学的に支配する

●希望と絶望の分岐点に立つ人類

われわれはいま、歴史的に驚愕すべき分岐点に立っています。

サイコパス（狂人）に、人生への指示を許し続けていると、危機は終わりません。

しかし、力がどこにあるか思い出せば、劇的に終わらせることができます。

それも、ほんの短い時間でできます。力は、われわれにあるのです……！

パーシー・シェリーは、このことを理解していました。二〇〇年前に書いています。

彼は、実に的確にタイトルを命名しています（『アナーキーの仮面』より）。

「……眠りの後、ライオンは起き上がる」

「味方は勝利可能な数だ」

「お前の鎖で大地を震わせろ」

「しずくのように引き千切れ」

「お前たちは数は多い。敵はわずかだ……」

これらの文章は、一八一九年に書かれたものです。

そして、あまりに多くの人類が、いまだにこれを学んでいない。

これら世界的な人類に対する征服とファッシズムの強制――。

それは健康当局者によるものではない。心理学者によるものです。

すぐそこにいる連中ですよ。われわれから数ヤード先です。

英国政府の内閣オフィスです。私有企業の所有物です。

「脳内行動チーム：ＢＩＴ」と呼ばれる連中です。

仕事は、単純に大衆の人間心理を研究し、行動を再修正させることです。

連中は、まず誰より、われわれの子どもをターゲットにしています。

ライオンよ、眠りから覚め立ち上がれ！

●大衆にトリックに〝気づかせない〟

（アイク氏演説つづき――）

〝やつら〟が私たちに望むのは、〝気づかない〟ことです。

われわれを騙している最大のトリックに〝気づかせない〟。

連中は、私たちに「権威に力があると信じてほしい」のだ。

だけど……権威には、何の力もない。

権威の力は、連中の持つものは……（われわれが）与えたものだ。

数週間前、数千人がビーチにくり出した。ソーシャル・ディスタンスなどとらなかった。

数千人が横並びで浜辺に座った。これを地域当局は、「大事件だ！」と宣言した。

オーケー！　宣言すればいい。しかしお前たちは、何ができるのか？

できるだけ多くのひとが、従わなければいい。

この世界を支配しているのは、ごく少数の人間だ。

一連の単純な強制と黙従を使って支配している。そいつをピラミッドのように仕掛けてくる。強制と黙従……。こうして、われわれ人民の上から降りてくる。連中とは政府、警察のことだ。もし、そのレベルで黙従すれば……〝やつら〟は、我らを囲む〝輪〟を完成させてしまう。影にいる少数の連中が全人類を取り囲むのだ。

●少数が数十億人に強制する

この〝輪〟が意味するものは何か？

ごく少数の人間が〝アジェンダ〟（人類支配）を――数十億に強制する――。このシーケンス（檻）を、どうやってわれわれは破壊したらいいのか？

それは、黙って従うのをやめることだ。人類よ、立ち上がるのだ！

――ライオンは、もはや眠らない――。

「家にいろ？」「いやだ！」

「マスクしろ？」「いやだ！」

「子どもを精神的に破壊？」「いやだ！」

その時期が今だ。時間は十分にある！

人類の全歴史は、少数が多数を支配することだった。それは、多数が少数に黙従したからだ。

もう、十分だ！　自由だ！（観衆「自由だ！」）、自由だ！……

もう、われわれは、なにも受け入れない。

●あなた方にも子や孫がいる

（周囲にいる）警察官の方々に、申し上げる。
取り締まっている方々よ……。あなたには、子どもがいる。あなたには、孫がいる。
そして、あなたが、ファッシズムを強制しているのだ。
（未来は）子どもや孫が生きることになる。われわれは参加するのだ。善のために！
サイコパスに与《くみ》するのはやめよ。われわれは、数十億だ。
サイコパス・ネットワークの〝核の核〟は、わずか一部屋に収まる人数だ。
ここから抜け出す方法は見えている。
世界中の民よ、参加せよ……行くのだ！（会場、万雷の拍手）
（集会録画ビデオより）

●二人の知の巨人を称える

デーヴィッド・アイク氏は、知る人ぞ知る世界的な論客だ。

私の私淑する歴史研究家ユースタス・マリンズ氏と並ぶ現代の知の巨頭だ。

地球上の歴史に潜む〝闇の世界〟を、この二人ほど暴いてきた人物はいない。

徒手空拳で悪魔的な陰謀に立ち向かってきた彼らの勇気を、心より称《たた》える。

〝闇の支配者〟たちにとって、二人は最強の敵に映ることだろう。

マリンズ氏は故人となられたが、その膨大な著書は、今も圧倒的な輝きを放っている。

それは、アイク氏にもいえる。

まずは、二人の著作に親しんでいただきたい。ネットで名前を入力すれば、その著作群が一望できる。どの著作でもいい。入手して、ページを繰って欲しい。あなたの眼前に、驚愕の知の世界が広がることを保証する。

とくに、若いひとたちよ！　この知の巨人たちの著作に没入せよ。

それは、あなたの人生を動かす強力なエンジンとなることだろう。

いまこそ、共に自由のために戦おう！

●R・ケネディJr.の歴史的演説

同時期に、ドイツ・ベルリンでは一〇〇万人を超える大群集が反コロナで集った。

熱狂的な拍手と歓声に迎えられて登壇した一人のアメリカ人男性。

■「コロナはナチズムに向かう」

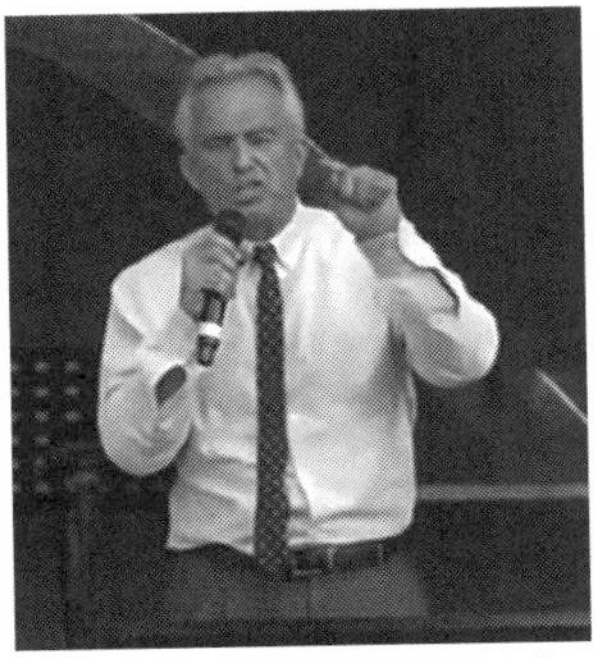

写真 6-1　ロバート・F・ケネディ・ジュニア

ロバート・F・ケネディ・ジュニア。凶弾に倒れた大統領、ジョン・F・ケネディの甥。そして、父親も公の場で暗殺されている。

彼自身は環境活動を手がける弁護士だ。

彼のスピーチも、歴史に残る名演説だ。

――ここで、我々と共に自由のために戦ってください、皆さん、ありがとう。

故郷の米国では、新聞にこう載っているのです。

私が今日ここに来るのは、「五〇〇〇人のナチと話すためだ」と（会場笑い）。

明日、連中は報道するでしょう。

「私が、おそらく三～五〇〇〇人のナチと話した」と（ブーイング）。

私はこの大群衆に、ナチズムとは正反対を見ます。民主主義を愛する人たちです。開かれた政府を欲する人々です。ウソをつかないリーダーを望む人々です。気ままなルールや、規制を作らないリーダーを望む人々です。

それらは、大衆を服従させるためなのです。健康当局者に望むのは、製薬産業と金銭的つながりのないことです。製薬企業ではなく、われわれのために働く者です。健康当局者として、子どもたちの健康を気遣い、製薬会社の利益や政府の支配でない者です。

●パンデミックは計画された

この群集を見て、私には、欧州のすべての旗が見えます。

多くの人種の人達が見えます。すべての国、すべての宗教のひとびとです。

彼ら全員が、人類の威厳を気にし、子どもの健康を、そして、政治的自由を願っています。

これは、ナチズムの正反対です。

政府は、パンデミックが好きなのです。

パンデミックが好きな理由は、戦争が好きな理由と同じです。

それにより連中は支配を得る。大衆に支配を強制する。

でなければ、大衆は決して受け入れない。

かれらは組織やメカニズムをつくり、統率し、服従を強制する。

本当に不思議です。ビル・ゲイツやトニー・ファウチのような、大物で重要人物すべてが、
このパンデミックを計画してきた。何十年もかけて……。

連中はこれをでっちあげている。連中は〝数字〟をつくりだしている。

ＣＯＶＩＤ‐19の死亡率すら言えない。じっさいに役立つＰＣＲ検査も作れない。

〝ＣＯＶＩＤ‐19〟と死亡証明を常に書き換える。より危険に見えるようにして、恐怖を煽る。

怖れを煽れ、大衆を家畜のように支配しろ

●怖れさせるものを見つける

（演説はつづく）

……七五年前、ニュルンベルク裁判で（元ナチス幹部）ヘルマン・ゲーリングが証言した。彼は、こう訊かれた。

——お前は、どうしてドイツ国民を従わせたのか？

「かんたんだ」。ゲーリングは答えた。

人を〝奴隷〟にするために政府に必要な唯一のものは、〝恐怖〟だ、と言う。何かしら怖れさせるものを見つければ、（支配者は）欲するすべてをさせることができる。それは、ナチズムとはまったく無関係です。人間の本質に関係する。ナチ体制であっても、社会主義体制であってもできる。共産主義体制でも。君主制でも、民主主義でも……。

●全体主義と戦う最前線

……五〇年前、私の伯父ジョン・F・ケネディがこの町に来ました。ここベルリンです。なぜならベルリンは、世界全体主義に反対するひとたちの最前線だったからです。

今日もまたベルリンは、世界全体主義反対の最前線なのです。
伯父ケネディは、誇らしげにドイツ人民に言いました。
「私は、ベルリン市民である」（ベルリン市民と心を共有する）
今日、ここに集まった全員が、誇り高く言う。再び、「私はベルリン市民である！」
あなたがたが、全体主義反対の最前線なのです。

コロナで隔離し、5Gで監視する家畜社会へ

●〝奴隷制〟の始まりだ！

もうひとつ言いましょう。連中は、公衆健康の防御では良い仕事をしていません。

しかし、非常に〝良い仕事〟もしていますよ。

「隔離を利用して、我々のコミュニティ全体に5Gをもたらす」

そして、「われわれを変異させる」。「デジタル通過」移行への過程を開始する。

〝奴隷制〟の始まりです。連中があなたの銀行口座を支配すれば、あなたの行動を支配できる。

そういう広告を見てますね、テレビなどで。「5Gがあなたのコミュニティにやってくる」。

これは皆さんにとって「素晴らしいこと」「人生を変え、人生を素晴らしく変える」。

私は、こういうCMを見て考えた。

「素晴らしい」「待ちきれない」。なぜなら、ビデオゲームを一六秒ではなく、六秒でダウンロードできる！（会場笑い）

連中が、５Gに五兆ドルも使う理由がこれでしょうか？

いいえ。目的は「監視とデータ収集」のためです。

ビル・ゲイツのため、ザッカーバーグのため。ビル・ゲイツは、自身の「衛星艦隊」を持っています。（５G普及で）地球上の隅々まで見ることができる。二四時間無休ですよ。

●民主主義を取りもどす

これは、手始めでしかない。彼は、皆さんのスマートホンなどを追跡できる。

バイオメトリック顔認証やGPSによって……。

「アマゾン・アレクサ」は役立つと思っているかもしれません。

でも、あなたのためではない。ビル・ゲイツのためです。あなたをスパイしているのです。

このパンデミックは、エリートにとって〝好都合の危機〟です。

この〝政策〟を支持している連中です。かれらは、次のことができるのです。

中産階級の抹消、民主主義の破壊……。そして、すべての富を取り上げる。

……われわれは、民主主義を取り戻す。そのために要求するのです。

皆さん、戦ってくれてありがとう！（拍手、歓声）

――彼は、コロナと5Gとの連携も生々しく告発している。

私は『コロナと5G』（前出）で、「コロナは生物兵器、5Gは電磁兵器」と断じた。

まさに、ジョン・F・ケネディの後継者も同じ警告をしている。

アメリカの知的なひとびとがコロナと5Gの先にある奴隷社会に抱く危機感が、ヒシヒシと伝わってくる。彼の演説動画は、ネットで拡散している。ぜひ、志を共にするひとびとに広めてほしい。前出デーヴィッド・アイクの演説も同じ。聴衆の感動を体感してほしい。

世界のマスメディアは、すべてフェイクだ！

●テレビは見るな！　新聞は取るな！

新型コロナウイルスを生物兵器として開発したのは、〝闇の勢力〟ディープステートだ。

〝かれら〟はパンデミックを煽り、最終的には第三次世界大戦から人類家畜社会の建設をもくろんでいる。それが〝アジェンダ21〟に記されている。

それこそが、〝やつら〟の宿願NWO：新世界秩序なのだ。

そして――。かれらイルミナティは、世界の主要メディアを完全支配している。

日本のテレビ、新聞も例外ではない。NHKなどさいたるものだ。

〝かれら〟は世界のマスコミを完全支配している。

だから、コロナに関する真実は、一秒、一行も流すことはできない。

そんなテレビや新聞に、あなたは毎日かじりついている。

だから、NHKに受信料をせっせと払っているあなたは、〝洗脳〟装置に貢いでいるのだ。

●市民たちのマスコミ報道検証

――世界の大手メディアが流すニュースはフェイクだ、という証拠をお見せする。


CBSなど全米メディアは、連日、新型コロナパニックをニュースで煽りまくった。

アメリカ中の国民はそれを見てコロナ感染の凄まじさに仰天、戦慄したのだ。

いっぽうで、その内容に疑問を抱いた市民たちは、みずからカメラを手に、マスメディアの情報が正しいかどうか、検証して回った。

その決定的証拠がネット上に公開されている。

アメリカ国民だけでなく、日本人もぜひ見るべき映像だ。フェイクニュースを連日垂れ流しているのは、日本のテレビや新聞も同じだからだ。

市民たちが果敢に撮影した映像は、大手マスコミのニュースがいかにヤラセでねつ造されたものかを、赤裸々にあばいている。

■全米ネットCBSはコロナ偽報道をでっちあげた

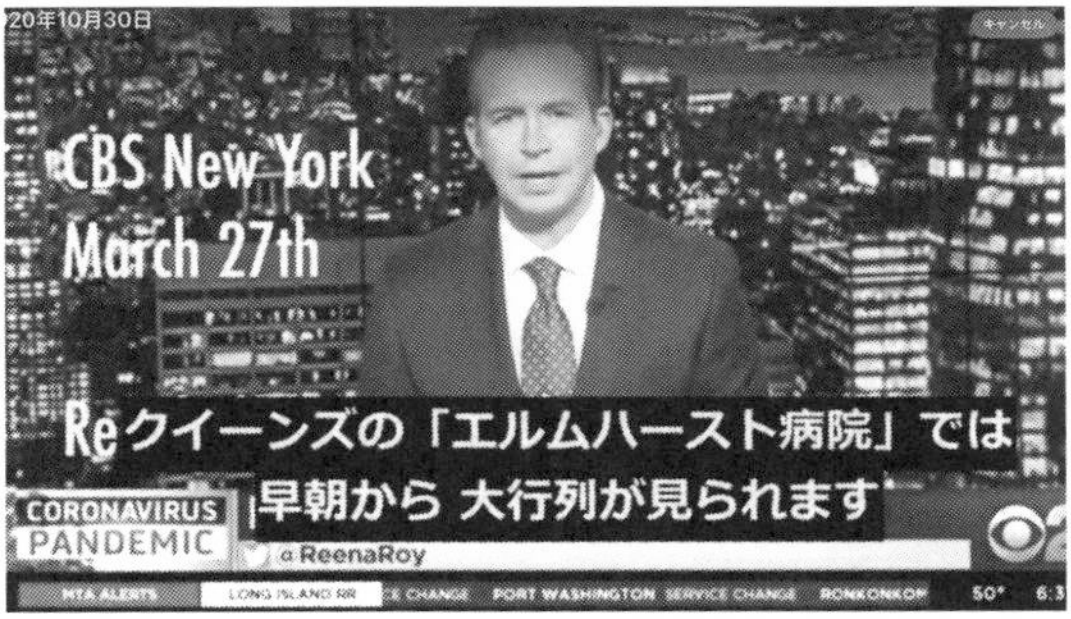

写真6-2

●〝患者が殺到〟しているはずの病院で……

二〇二〇年三月二七日、CBSニュースでは、キャスターが深刻な顔でこう伝えた。

「……クイーンズの『エルムハースト病院』では、早朝から大行列が見られます。並ぶのは、陽性患者や検査を待つ人です。対策物資が急がれます」

全米でこの映像を見たひとは、ニューヨークのコロナ感染の惨状に震え上がったことだろう。

そこで翌日、市民リポーターがカメラを持って、群集が詰めかけているという同病院を〝直撃〟する。

院内にカメラが入る。

なんと、病院内にはだれもいない……！

ニュースでは、この病院がコロナウイルス危機の中心地と報道していたのに……。

CBSは前日、同病院前で、女性リポーターがカメラに向かってこうコメントしている。

「患者が増えるにつれ、物資も不足します。病院の外には、

■テントも検査に殺到する群衆も“やらせ”だった

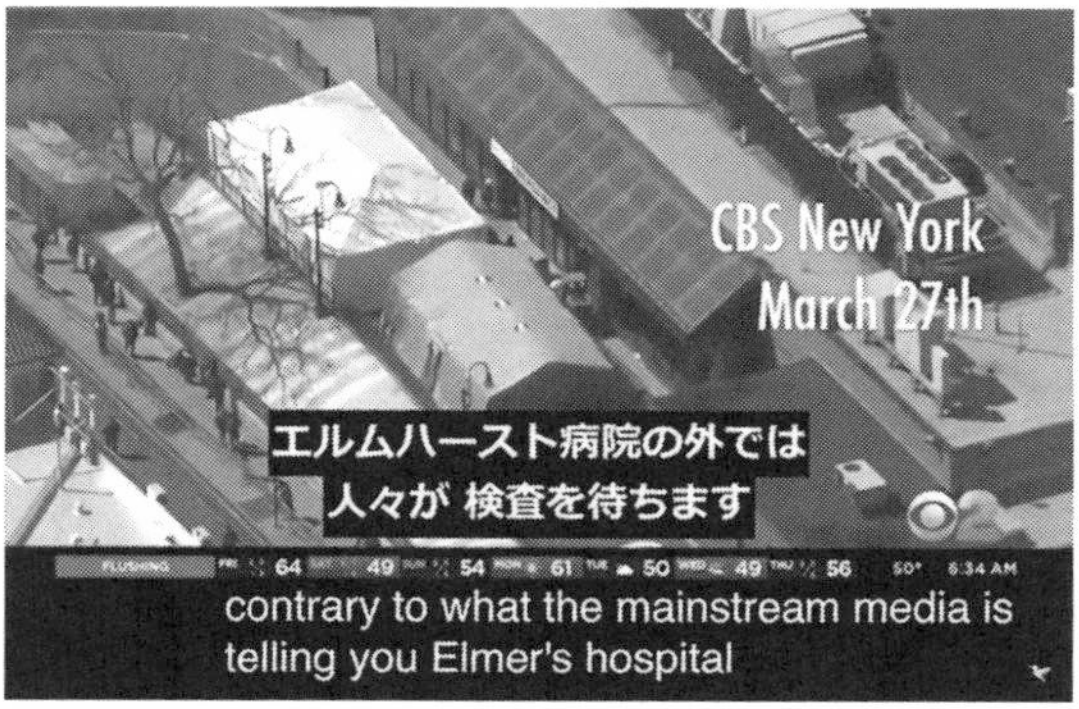
CBS New York
March 27th
エルムハースト病院の外では
人々が 検査を待ちます
contrary to what the mainstream media is
telling you Elmer's hospital

写真 6-3

殺到する人々の混乱を防ぐためのバリケードが設置されています。大勢がテストを受けるために並んでいるからです」

しかし、翌日市民が撮影した現場には、人っ子ひとりいない……。

ＣＢＳは同じ日、次のようにも報道していた。

「……エルムハースト病院の外では、人々が検査を待ちます。冷凍トラックが、まにあわせの霊安室として運ばれてきました。救急車の出動は急増中。木曜日だけで、五八〇〇件に応対します」

翌日、市民のカメラが病院の様子をとらえる。

「あれが例の冷凍トラックだ。救急車は駐車している。患者はいない。パニクる人もいない（周囲は無人）。何台かの救急車が待機中だ。車内ではスマホをいじり、NETFLIX を観ている！」

ＣＢＳのニュースはまったくのウソだった！

■翌日、病院待合室は空っぽ！　行列も患者もいない

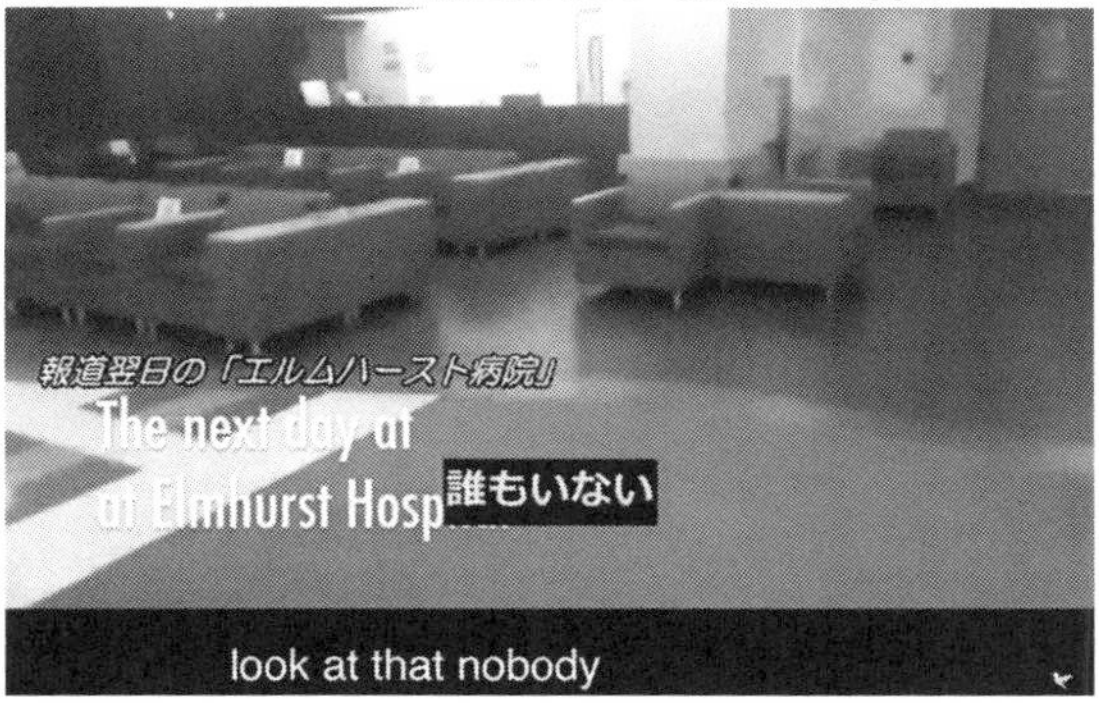
報道翌日の「エルムハースト病院」
The next day at
at Elmhurst Hosp
誰もいない
look at that nobody

写真6-4

「……残念ながら、これは始まりにすぎない。このクライシスは、何か月も続く模様です。ピークはまだ先と言います。エルムハーストからお届けしました」（ＣＢＳ女性リポーター）

ところが、市民のカメラは無人の内外を映し出す。

「――何もない。皆、恐れるのはゴーストなのか？」

市民グループは結論づける。

「――〝情報〟を支配すれば〝病気〟もコントロールできる。しかし、嘘で人々は守れない」

●全米がフェイクニュースだらけ

アメリカは、フェイクニュースだらけだ。同様の偽ニュースが、堂々と全米に流されているのだ。

ハワイの救急病院前で責任者の女性がマスコミのインタビューに答える。

「……ハワイ州全域の医療クリニックは、コロナウイルス検査を求める人波に圧倒されています。中には四時間

待つ人もいます。大行列に対応すべく、我々はベストを尽くします」

むろん、このハワイ州のパニックもでっちあげ。

「……病院の周辺には人気《ひとけ》もない。これが、ハワイ市民に嘘つく〝行列〟か？」

それにしても、ハワイの現地でインタビューに答えていた担当女性。

「テストを求める人々に圧倒されます」とコロナパニックを証言している。

市民リポーターは、この証言した女性を直撃している。

「患者は一人もいない。なぜ、あんなウソをついたのか？」

一言も反論できず逃げて行った。ヤラセで雇われたクライシス・アクターだったのだ！

これは、偽装テロなどの現場で被害者を演じる役者のことだ。

市民グループは、語りかける。

「――このゲームは何か、みなわかるだろ？　なぜわれわれをパニック状態にしようとするのか。なぜ、『テストセンターは行列』というウソを流すのか。ここ（ハワイの）『アージェント・ケア』では、大行列ができて病院側は圧倒されている、と報道している。しかし、じっさいオレは……今、現場だぜ。行列なんてない。ご覧の通り。病院は、人であふれ返っていない。患者はどこだい？」

ケンタッキーでも、まったく同じ。

「――こちらは、『パブテスト東病院』ケンタッキー州・ルイビル。最初の病院の待合室には、誰もいなかった。二人の看護師がデスクに座りヒマそうだった。テストを受ける検疫テントは空っぽ。テストなんて行われてない。これはショーにすぎない。有名人や群集がテストに押し寄せてるニュースは、でっちあげよ！」

●日本マスコミは詐欺師の下請け

これら市民グループの告発ビデオのチャレンジに、拍手を送りたい。この突撃取材の映像がなければ、あらゆる人々は、ＣＢＳなど巨大メディアのニュースを心底信じただろう。

その告発されたＣＢＳなどニュースを引用し、たれ流しているのが、日本のマスコミだ。

つまり、詐欺メディアの下請けだ。

だから、日本で流されるニュースはフェイクだらけ。それを解説者などは、したり顔でコメントしている。まさに詐欺師の下請け……。サル芝居の連鎖で笑う気もうせる。

しかし、これだけウソを堂々と流す大手メディアの〝勇気〟には寒心する。

それだけ〝やつら〟は、人類をなめきっている。

市民グループの告発ビデオは、こう結んでいる。

「――メディアのウソには、もう、みんなウンザリ。嫌気がさして、みんな行動にでるのです。これからは、ニュースや記者たちがすべき仕事を、市民がやらなければならない」

人類が体験していない〝遺伝子ワクチン〟

●あなたも遺伝子組み替え生物に！

若き勇気ある医学者が、YouTube動画（現在は削除）でコロナワクチンへ警鐘を鳴らしている。

キャリー・マティ医師（内科医）。二〇年以上ワクチン研究に従事し、ワクチンに精通している。素顔をさらしてまで訴えたかったことは何か？

それは、新型コロナ偽パンデミックに乗じて全世界で強制されようとしている、〝遺伝子ワクチン〟の恐怖だ。

接種の背後には、人類を家畜のように管理する企みがあることを、涙ながらに訴えている。感きわまって言葉に詰まるシーンも……。切実な思いが胸につき刺さる。

マティ医師：私は、いかなる企業や団体の代表でもありません。新型コロナウイルスで、メディアに注意を奪われている間に、いったい何が起こっているのか、お伝えします。

ＤＮＡは、コンピュータ・コード（記号）に似ています。パターンやコードに小さな変化を加えるだけで、非常に大きな影響があらわれます。

■一度の注射であなたは遺伝子組み替え生物となる

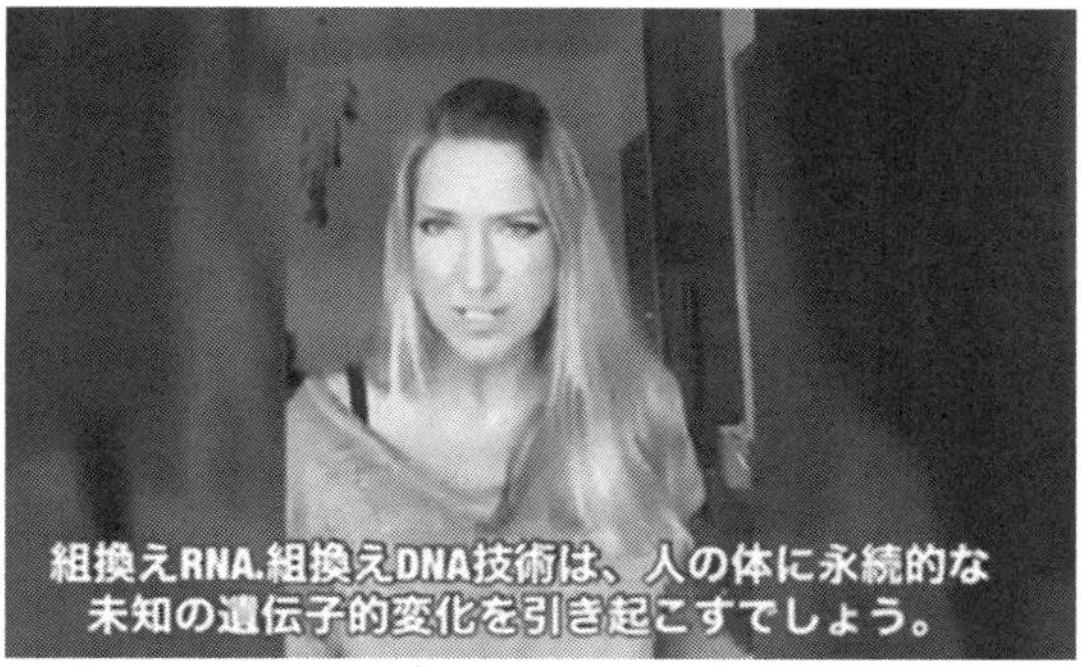
組換えRNA.組換えDNA技術は、人の体に永続的な
未知の遺伝子的変化を引き起こすでしょう。

写真6-5

ＳＦ映画や未来の出来事ではありません。それが——組み替えＤＮＡ（ＲＮＡ）技術——と呼ばれ、ＣＯＶＩＤ-19の〝遺伝子ワクチン〟として提案されているのです。

はやくいえば、私たち自身を——遺伝子組み替え生物——に変えてしまう。それが、〝遺伝子ワクチン〟の正体です。

●組み替えで有毒発ガンコーン

彼女は遺伝子ワクチンで使われるのは、悪名高いモンサント社の種（タネ）の遺伝子組み替えに使われている技術と同じという。モンサントは世界の遺伝子組み替え生物特許の九割以上を独占するモンスター企業。

これも、ロックフェラー系企業だ。

遺伝子組み替え食品（ＧＭＯ）の恐ろしいのは、未知の有毒物が生成されることだ。

たとえば、いまや、アメリカ全土で栽培されるトウモロコシは、遺伝子組み替え〝キングコーン〟に席巻されてしまった。

それをアメリカは、食品原料や家畜飼料として大々的に世界に輸出して外貨を得てきた。

ところが、フランスのカーン大学研究チームが、GMOコーンをマウスに与えて飼育したところ、その五~八割に巨大腫瘍（ガン）が発生したのだ。

同じようにGMO食品のほとんどに、深刻な有害性が確認されている（参照、拙著『モンスター食品が世界を食い尽くす』イースト・プレス）。

動物実験をすっ飛ばしてヒトに強制接種

●前代未聞！　医療の大暴走

マティ医師：組み替えDNA技術を推進しているのは〝イノヴィオ〟という組織です。ビル・ゲイツ財団や巨大製薬会社グラクソ・スミスクライン社、サノフィ社などから資金援助を受けています。モデルナ社も参入しています。こちらもゲイツ財団が支援しています。

このタイプの〝DNAワクチン〟は、これまで一度も人間に使用されたことはありません。もう一度言います。よく聞いてください。

「ただの一度も、ヒトには使われたことがない！」のです。

〝かれら〟は、誰ひとり使ったことのないモノを、私たち全員に注射しようとしている。

ワクチン臨床試験は、私の人生でみたことがないほど、予想外に加速しています。

動物実験をスキップして、直接、臨床試験（ヒト対象試験）に移行しています。

〝かれら〟は正しい科学的方法論をまるで判っていません。

米食品医薬品局（ＦＤＡ）の承認を得るためなのです。

どんな治療法でもゴールド・スタンダード（黄金律）が存在します。それは「プラセボ（偽薬）」を用いた比較試験です（二重盲検法）。それを、どのワクチンも実施していない。

さらに……誰にとって安全なのか？　有効なのか？

これらを確認する科学的プロトコル（方式）にも従わない。これら方法を知ろうともしない。

そうして、私たち全員に、注射しようとしている。

●国家が買い上げ接種し補償する

――「動物実験すらしない」というマティ医師の告発はショッキングだ。

さらに、ワクチンメーカーは製造責任を免除されている。つまり、それが発作やマヒなど患者に身体被害を起こしても、製薬会社は法的責任をまったく負わない。

つまり、治療費や慰謝料、賠償金などをいっさい払わなくていい。

ではいったい、誰が払うのか？　そのワクチンを国民に強制する政府が支払う！

忘れてならないのは、その国家が、製薬企業からワクチンを丸ごと買い上げるということだ。

まさに、製薬メーカーにとっては天国だ。

国家権力によって強制される国民は地獄だ。

血税で大量買い上げ、全員強制接種、死者や被害者には血税で補償……！

これは、ワクチン企業と政治屋が癒着していなければ、絶対にありえない。

しかも、ワクチンに感染症の予防効果がないのは決定的なのだ。

「効くか？／効かないか？」証明も免除される

●まったく効かないかもしれない

マティ医師：さらに、彼らは「無作為比較試験」（二重盲検法）も免除されています。

COVID-19ワクチンは、すべてです。最近では、他のワクチンでも同じやり方をしているようです。いったい何を考えているのか？

ちょっとした変化が、大きなまちがいを生んでしまうのに……信じられない。

これらワクチンは、彼らが宣伝する〝効果〟の証明すら免除されています！

たとえば、「ワクチンが抗体を産生している」ことすら証明できない。

いいですか？　さらに「抗体を持っている」からといって、「免疫がある」とはならない。

真実の研究、正しい研究であれば、じっさいに「特定集団の中で効果がある」ことを証明できるはずです。〝かれら〟は、それもしていません。「時間がない」というのが理由です……。

だから、COVID-19ワクチンは、まったく効果がないかもしれない。

だとしたら、（全員に注射をする）目的はなんなのでしょうか？

ワクチン原料は胎児の死体とガン細胞！

●ひたすら隠す最大タブー

マティ医師の告発でもっともショッキングなのは「ワクチンが堕胎された胎児から作られている」という衝撃事実だ。

それは、一九六〇年代から行われてきた。用いられたのは、妊娠一四週の白人男児の胚組織。その他、細胞株、MRC－5などを使用している。

これらは《不死化細胞株》と呼ばれる。「不死化」とは「死なない」という意味。アポトーシス（細胞の自然死）能力を失った細胞だ。

「……死のプロセスを経ることができない細胞が、ガンです」（マティ医師）

製薬メーカーは、胎児の死体のほか、ガン細胞をワクチン〝原料〟に用いていた！

それは、今も密かに行われている。

しかし、医学文献のどこを見ても、「胎児」という言葉は見当たらない。

「……そのことを隠すため、さまざまな〝用語〟を使うのです」（マティ医師）

たとえば、堕胎した胎児の細胞は《二倍体細胞》などと呼んでいる。

「ほかにも、いろいろな言い方があります」（同）

「ヒト胎児組織」使用のワクチン接種を受けたひとは「数億人」にたっする。それだけではない。バイオ企業ステムエクスプレス社ＣＥＯは「胎児の生きた心臓と無傷の頭部の医学用販売」を認めている。さらに〝胎児組織〟は、食品添加物（人工香料）にも使われていた……！

（「チルドレン・オブ・ゴッド」告発証拠より）

　マティ医師は続ける。

「……ガン細胞を用いたワクチンには、ＭＭＲ、麻疹、おたふく風邪、風疹、水ぼうそう、帯状疱疹、Ａ型Ｂ型肝炎、ポリオワクチンなどがあります。

　よく言われます。

『あなたの言っていることは空想だ』『絶対ありえない』『政府を、企業を、ビル・ゲイツを信頼している』『あなたは、間違ったことを言ってる』

　私は真にお伝えしたいのです。

　ほんとうに沢山の医師や研究者が、長年にわたってこの情報を伝えようとしてきました。いずれも、なんらかの方法で黙殺されたのです。私の同僚の多くも、世間に伝えようとしました。私自身も最善を尽くしてきたのです。

でも、金銭がかかわるとダメなんです……。（沈黙、涙ぐむ）
メディアは、コントロールされています。だから、医療従事者や研究者たちの発言は少ないのです。言論の自由があるとは思えません」

ワクチンに「発ガン性あり」の衝撃

●打つほど感染症も増加

彼女の涙ながらの訴えに耳を傾けるべきだ。

……「ガン細胞がワクチン原料！」。あなたは絶句するだろう。

医療の悪魔的な闇は、底無しに深い。

ガン細胞をつかったワクチンに発ガン性はないのか？

イタリア政府と科学者団体「コルヴェッラ」報告書は、これらワクチンについてこう結論づけている。

「……発ガンを促進する恐れがある」

つまり、「発ガンの危険」「突然変異誘発」「遺伝子変異リスク」が増加する。

さらに「感染症を媒介する」。ワクチンを打つと「感染症が増える」という皮肉な現象だ。

このパラドックスは、ジェンナーの天然痘の種痘以来、世界的に多発している。

ただ〝闇の勢力〟が徹底的に隠蔽してきたため、人類はまったく無知のまま今日にいたる。

また、細菌がワクチンに混入、汚染して起こることも多い。たとえば、マイコプラズマ肺炎菌は、汚染物質として非常に一般的だ。ワクチンとは無関係なのに、よく混入する。注射を受けると、ワクチンに加えて感染菌まで注入される！

ワクチンそのものが、いかに滑稽で危険かがわかる。

●生物兵器として使われる！

マティ医師：皆さん、発ガンや感染だけを見ても、ワクチンが〝生物兵器〟として使われる可能性がありますよね。

これらワクチンの組み合わせと蓄積による未知なる影響……それら相乗毒性に加えて、水銀誘導体や、アルミニウム誘導体のような有毒物質を使って、あなたをガンにするのです。

とくに小さな子どもたちは免疫システムが未熟です。まちがいなく、もっとも影響を受けやすい。それは常識です。

このようにワクチンには現在、数多くの欠陥があります。

なのに、私たちはなぜこれほどまでに、ワクチン接種を強要されるのでしょう？

●一度打ったら後戻りできない

——これまでは、ワクチン自体と、添加物アジュバントの害が問題視されていた。しかし、遺伝子ワクチンの恐怖は、それだけではない。体内に異質ＤＮＡを注入する……という。人類史上、例のない試みなのだ。それも動物実験をスキップして、人類全員に注射する。まさに、人類全員がモルモットだ。

マティ医師：組み替えＲＮＡ、組み替えＤＮＡ技術は、人の体に永続的な未知の遺伝子的変化を引き起こすでしょう。一度、ＤＮＡが変化してしまったら、その人は永遠に、一生、その変化と共に生きていくことになるのです。

残りの人生において、彼らが〝誰〟であるのか、誰にもわかりません。後戻りはできないのです。

「ワクチンを打ったけど効かなかった」「もう二度とやらない」では済まないのです。やるか？　死ぬか？　という問題です。

私たちの体が、外から投与された〝遺伝子〟によって変わっていく……。その可能性が不安なのです。

第7章　ワクチンではない！　遺伝子操作だ
――体内で、なにが起こるかわからない

ついに人類も遺伝子操作ターゲット

●コロナワクチンのほとんどが〝遺伝子ワクチン〟

マティ医師の告発に、あなたは耳をうたがったはずだ。

マスメディアは連日、あいも変わらぬコロナ報道だ。

「はやく治療薬を！」「はやくワクチンを！」と煽る。〝闇の勢力〟も〝洗脳〟に必死なのだ。

しかし、ワクチン、ワクチンと連呼するマスコミも、登場する有識者のコメンテーターも、ぜったいに言わないことがある。

現在、世界中で製薬会社が開発競争に没頭しているワクチンのほとんどが、〝遺伝子ワクチン〟である……という事実だ。

コロナ問題を追跡し告発本を書いてきた私でさえ、最近、知ったくらいだ。

国民の九九%が知らないのも当然だろう。

そして、知らないうちに人間モルモットにされようとしている。

「……ワクチンなんかじゃないですよ！」

声を荒げるのは高橋徳博士（ウイスコンシン医科大学名誉教授）。

彼は、愛のホルモンと呼ばれるオキシトシン研究の世界的第一人者だ。

「……今、製薬会社がやろうとしているのは遺伝子治療ですよ」

初めて聞くひとは、なんのことやら分からない。

「……話題のコロナワクチンについて、みんな、だまされています。これは、これまでのワクチンとはまったくちがいます。コロナウイルスの遺伝子を直接人体に注射するんですよ。そして、そのＤＮＡにより、体内でウイルスのたんぱく質を合成させるという発想なのです」

●人類は全員モルモット

そんなことができるのか⁉

「……できるわけありません！　かれらもやってみなければわからない」

なんとも危なっかしい。

マティ医師も「有効性の証明は免除されている」と、おどろきの証言を行っていた。

彼女は、「人間自身が遺伝子組み替え生物にされる」と恐れていた。

そんなことが許されるのか。まさに、前代未聞……。

「……今まで人類がやったことがない。何が起こるかわからない。そんな危険な遺伝子操作なのです。注射を強制的に打たれる人類は、全員モルモットです。それが〝かれら〟の狙いなんです」（高橋博士）

言うまでもなく、コロナパンデミックを仕掛けた連中だ。生物兵器〝COVID-19〟を製造散布し、経済破壊からコロナ恐慌、さらに第三次世界大戦まで企てている〝やつら〟だ。

欧州に種痘を広めたのもロスチャイルド？

●国家が丸ごと買い上げる

ワクチン（予防接種）の発想じたいはシンプルだ。

人体には、体内に異物が侵入したとき、それを無害化する生体システムがある。

それが免疫反応だ。異物を感知すると、免疫機能はそれを捕捉する物質を体内に生成する。その異物を「抗原」と呼び、捕捉物質を「抗体」と呼ぶ。抗体は抗原と合体し、それを無害な物質に変えて体外に排出する。これが抗原・抗体反応である。

こうして生体は、内外の異物の攻撃からみずからを防御するのだ。

自然の妙理というしかない。ワクチンのアイデアは、この原理を応用して発想されたものだ。

ワクチンは当初、予防接種と呼ばれた。文字通り、伝染病を〝予防する〟ために接種する。

こうなると、個人の治療を超える。集団感染を防ぐという名目が立つ。

公衆衛生の見地から、ワクチン開発と普及が促進されるようになった。

これは、製薬利権にとっては、じつに巧妙な言い逃れとなる。

「感染を防ぐという公共の利益のため、国民は予防接種を受けなければならない」

このリクツが製薬利権によってひねり出された。

だから、国家が丸ごと医薬を買い上げるのだ。

●〝闇の仕掛人〟の超巨大財閥

こうしたワクチンを正当化する論法は、はるか以前、牛痘接種を始めたジェンナーにまでさかのぼる。わずか一人の少年で〝実証された〟牛痘を、欧州の各政府が、またたく間に導入したのはミステリーだ。

その〝闇の仕掛人〟は、第5章で述べたように、ロスチャイルド財閥の始祖であり、ジェンナーの同時代人だったマイヤー・アムシェル・ロスチャイルドだろう。

この強欲で利にさとい天才が、このワクチン利権を見逃すわけがない。なにしろ、国家がまるごと買い上げる。それも、全国民すべてに使用する全量だ。売上げは莫大なものとなる。

これほどおいしい医療利権はない。

ロスチャイルド財閥は当時すでに、欧州の金融システムを独占していた。

各国政府への影響も絶大だった。この巧妙な圧力と仕掛けで、各国は一斉にジェンナーの種痘を採用し、国民に強制したのだ。

その証拠に、現在でもワクチン利権を牛耳る巨大製薬会社は、ほとんどロスチャイルド財閥の傘下にある。

ペテンと悲劇は天然痘ワクチンから

●予防接種の名前であざむく

しかし、ジェンナーの種痘は惨憺たる結果を招いた。

ぎゃくに天然痘を爆発的に流行させたのだ（第5章参照）。

それは、抗原・抗体反応を利用する、というワクチンの安易な発想に欠陥があったからだ。

抗原（病原）に似た物質を注入し、それに対抗する抗体を体内に生成する。そうして、本物の病原体が侵入してきたとき、それを抗体に捕捉させて、発病を防ぐ……。しかし、現実には、そう単純にことは運ばない。それを、天然痘ワクチンの大失敗は証明している。

この時点で、製薬マフィアはワクチン商法を断念すべきだった。アイデア倒れだったのだ。

しかし〝かれら〟は、ワクチンを予防接種と呼んで国民の目を欺《あざむ》いた。

国民はこの言葉で、伝染病を〝予防〟すると信じたのだ。

しかし、現在にいたるまで、「ワクチンが伝染病を予防した」という科学的証拠（エビデンス）は存在しない（例外は、製薬業界ねつ造データのみだ）。

〝やつら〟は、予防接種が「予防できない」ことを、とっくの昔に知っていた。

だから、あらゆる感染症にたいして、不可解なことに、感染が完全に終息してからワクチンを集団接種している！（133ページ参照）

なぜ、こんな間抜けなことをするのか？

「ワクチンが伝染病を撲滅した」というウソをでっちあげるためだ。

そして、医療業界は「ワクチンが感染症を撲滅した」と、学界やメディアに嘘情報をばらまいてきた。

ワクチンの存在そのものが、巨大で目の眩む詐欺犯罪なのだ。

なぜ、人類初の遺伝子ワクチンなのか？

●ウイルスがないから作れない

そこに、コロナワクチンという、想像を絶する莫大利権の出現だ。

病原体といっても、細菌やウイルスなどさまざまだ。

新型コロナの場合、病原体は新型のコロナウイルス〝COVID-19〟とされている。

医療現場では、これまで病原体ウイルスを想定したワクチン開発が行われてきている。

そのワクチンにも二種類ある。

①従来のワクチン

（1）不活化ワクチン：処理して感染力をなくしたウイルスを用いる。
（2）弱毒ワクチン：別名、生ワクチン。ウイルス毒性を弱めたもの。

これらウイルス株を、鶏卵などで培養してワクチン製品にする。別名、鶏卵法ともいう。

ところが、今回の新型コロナワクチンはこれらとは異なる。

②新型のワクチン

（1）遺伝子ワクチン：ウイルスの遺伝子をワクチンに埋め込んで注射する。
（2）VLPワクチン：ウイルスのたんぱく質で、ウイルスに似たものを作る。
（3）遺伝子組み替えたんぱくワクチン：ウイルスに似たたんぱく質を用いる。

マスコミは、ただ「ワクチン開発競争が世界でくり広げられている」としか報道しない。

だからほとんどのひとが、従来の「普通ワクチン」だと思い込んでいる。

そこに、新型コロナワクチンの恐ろしい落とし穴が潜んでいた。

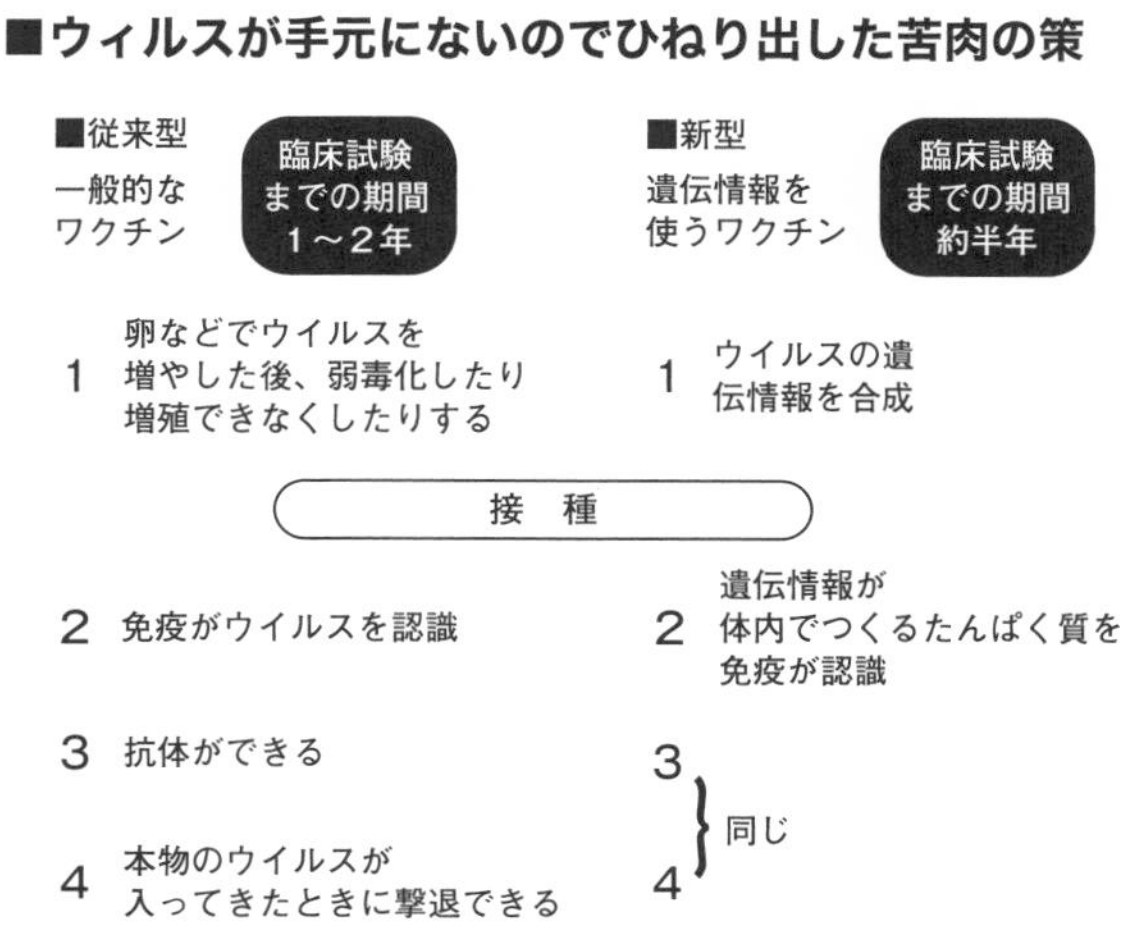

図7-1　従来型と新型ワクチンの開発方法と機序の比較

高橋博士が警告するように、それは、まったくこれまでのワクチンと異なるのだ。

正体は勝手知ったるワクチンではない。

人類が初めて施される遺伝子治療なのだ。

だから、「何が起こるかわからない」未知の恐怖なのだ。

今回の新型コロナに対して開発されているのが、（1）遺伝子ワクチンだ。ウイルスのDNA（またはRNA）〝遺伝情報〟を合成して、注射で人体に打ち込む。

RNAは核内のDNA情報をコピーしたもの。いずれも遺伝子情報に変わりはない。

なぜ、コロナワクチンは、従来型で開発されないのか？

なぜ、あえて前代未聞の遺伝子ワクチンなのか？

だれでも疑問に思うだろう。その理由は、

「これが〝COVID-19〟ウイルスだ！」と提出できる研究者が、一人も存在しないからだ。

●あるのはウイルスの〝設計図〟だけ

従来型と新型ワクチンの開発方法を比較する。

従来型は、鶏卵などでウイルスを増殖させる。その後、弱毒化させたり、増殖できなくしたりする。つまり、ウイルスの感染力を弱めるのだ。

この方式では、必ず感染源ウイルスを原料に用いる。

ところが、新型コロナでは、どの製薬会社もウイルス抽出に成功していない。

「……中国武漢で発生したとき、研究者が患者から採取し、病原ウイルスとして遺伝子バンクにゲノム（遺伝子配列）登録しています。科学雑誌『ネイチャー』に論文掲載された。その一例だけなのです」（高橋博士）

だから、従来型のようなウイルス株培養による製造は不可能なのだ。

「……遺伝子配列はわかっているけど、はたしてそれでウイルスが同定されているかどうか、よくわからない。雲をつかむような話です」（同）

不可思議なことに、これだけパンデミックが世界中に拡大しているのに、〝COVID-19〟抽出の成功報告は他にない。

はやくいえば、地球上のどの研究施設にも新型コロナウイルスは〝存在〟しない……！

これだけ大騒ぎのコロナ騒動なのに、じっさいはナイナイづくしなのだ。
感染源を特定する**「コッホ四原則」**すら満たしていない！
それは――。

(1) 病気に一定微生物が特定されること。
(2) 微生物は分離できなければならない。
(3) 動物感染させ同じ病気を起こすこと。
(4) 病巣部から同じ微生物が分離される。

しかし、呆れ果てたことに、新型コロナ〝COVID-19〟は、これら四つの原則をどれ一つ満たしていない！

だから、当初から新型コロナパンデミックは、「雲をつかむ」ような話なのだ。

なるほど、武漢で新型コロナ感染が爆発したとき、中国研究チームは、患者から採取した新型コロナウイルスを〝COVID-19〟として公表し、ゲノム配列を国際遺伝子バンクに登録している。それを解析した各国研究者たちが、「SARSウイルスにHIVウイルスを掛け合わせた生物兵器」と見抜いたのだ。

●もう〝COVID-19〟は存在しない？

しかし、人工であろうと天然であろうと、ウイルスは刻一刻と変異していく。

ウイルス自体が、環境に適応して生き延びようとするからだ。

だからあの強毒HIVウイルスも、一年で一〇％の割合で変異し続けた。

いまやHIVは、自然界では弱毒ウイルスに変化してしまっている。

かつてのエイズの脅威は、もはや存在しない。

同じように〝COVID-19〟流行も、変異をくりかえし、二〇二〇年春から夏にかけてピークにたっしている。変異を重ねた同ウイルスは、普通のコロナウイルスに戻ってしまっている……という説すらある。

つまり、もはや新型コロナウイルスは〝存在しない〟……!?

そして、PCR検査で〝陽性〟と出るのは、ありふれたインフルエンザA・B型やアデノウイルス、あるいは普通のコロナウイルス……というオチである。

さらに「人間の体細胞にも〝陽性〟反応する」ことを新型コロナ研究の第一人者アンドリュー・カウフマン医師は証明している。

彼はその結果をふまえ、「PCR検査は誤診率一〇〇％」と断言している。

こうなると世界のコロナ騒動は、コメディというより、背筋の凍る狂躁というしかない。

肝心の病原ウイルスが存在しない。なら、ワクチンも作れない。

それではワクチン利権で儲けることができない。

そこで編み出したウルトラCが、遺伝子ワクチンだ。

ここでとられた苦肉策が、新型コロナの遺伝子情報を合成する……という裏技。

彼らが唯一頼りにするのが、中国側の研究論文だ。

そのDNA配列（ゲノム）をもつウイルスは〝COVID-19〟と命名された。

手元にウイルスがなければ、〝設計図〟を前に、いろんなウイルスDNAをちょん切ってくっつけ、〝COVID-19〟に似たものを作るしかない。いわゆるゲノム編集だ。

遺伝子入れたら未知物質ができる

●未知の遺伝子を直接人体に注射しろ！

「ウイルスがなくても、遺伝子情報はある！」

つまり、中国が「遺伝子バンク」に登録したゲノム情報を使えばいい……。

遺伝子組み替え技術でさまざまなDNA断片を合成し、新型コロナウイルスの遺伝子配列（ゲノム）を作り出す。その合成DNA（RNA）を、直接患者に注射する！

これが遺伝子ワクチンだ。

そんな、アクロバットのようなことができるのか？　高橋博士は苦笑まじりで断言する。

「できるわけありません！　ここで彼らが着目したのがコロナウイルスの棘（スパイク）の部分。これが、特異的に感染に関与している。そこで、棘たんぱくを合成するＤＮＡゲノム約一〇〇種の塩基を取ってＤＮＡを合成し、それを直接、人間の筋肉細胞に打つ。すると筋肉細胞が〝トゲ〟たんぱく質を合成する」

——そんなこと、うまくいきますかね？

「それを、屁理屈という」と、高橋博士も苦笑い。

さらに、目のくらむアクロバットは続く。

注射した遺伝情報は、体内で新型コロナと同じたんぱく質を合成する（という）。すると、ヒトの免疫システムが、そのたんぱく質を〝抗原〟と認識し、〝抗体〟が作られる（はずだ）。こうして、本物の〝ＣＯＶＩＤ-19〟が入ってきたときは〝抗体〟が撃退する（だろう）。

……はたして、こんなことが実際に体内で起きるのか？

「新型コロナの遺伝子情報を人体に打ち込んだら、新型コロナと同じたんぱく質ができるかは、まだ証明されていない」（高橋博士）

〝かれら〟は体内で新型コロナウイルスを発生させようとしているが、科学的には絶対、不可能だろう。

●机上の空論で死者が続出……!?

「……問題は、ウイルス遺伝子を打つわけです。われわれの体が持っている遺伝子じゃない。まったく異質の生物の遺伝子を打つわけ。それは、遺伝子治療ですわな。遺伝子操作。今まで難病にやろうとしていたけど、成功した試しはない。これを、今回コロナが大変だと、難病でもなんでもないまったく正常な全世界の人に、打ちまくる。人類全員モルモットです。これは、じつは大変なことなんです。だけどマスコミは報道しない」（高橋博士）

体の中に未知の遺伝子を入れる。その遺伝情報で、体内に未知の物質が生成される。

「……それが一番怖い。何が起こるかわからない。だから、本来なら動物実験で確認しなければならない。すっ飛ばして人間でやる。それが恐ろしい」（高橋博士）

これは、他の遺伝子操作にも共通する恐怖だ。

マティ医師（前出）も「遺伝子ワクチンは『有効性』も『安全性』も、開発会社には証明義務すらない」と嘆いていた。

遺伝子組み替えやゲノム編集で恐ろしいのは、予期せぬ未知物質の登場だ。

悲劇や事故は、数多く起こっている。

たとえば、トリプトファン事件。遺伝子組み替えした微生物でアミノ酸トリプトファンを合成し、健康サプリとして販売していた。

ところが、服用者に死者が続発。死者三八人、重症者一五〇〇人の惨劇となった。遺伝子組み替えにより未知の猛毒たんぱくが二種類生成されたことが、後に判明している。

新型コロナのＤＮＡ情報を注射したら、体内で新型コロナたんぱく質が生成される……とは、机上の空論である。人類史上、誰もやったことのない試みなのだ。

トリプトファン事件と同様、最悪事態も想定される。

ほんとうに、何が起こるかわからない。

マイクロチップ埋め込みから超監視社会へ

●ワクチンにはつきものの添加物

これほどまでに恐ろしい遺伝子ワクチンの開発が、いま、猛烈に加速されている。

推進する医療マフィアたちは、これらデメリットをすべて隠蔽し、メリットだけを強調する。

「……遺伝子ワクチンは、有害アジュバント（添加物）を使わない。だから、鶏卵法より安全だと言っています」（高橋博士）

これまで、ワクチンの有害性として指摘された一つに、有毒添加物がある。

ホルマリンや水銀、防腐剤、神経毒のアルミ化合物などだ。

「……もうひとつ、鶏卵法は抗原の毒性を弱くして打っていたので効果が低かった。遺伝子ワクチンはそのデメリットもない、という」（同）

しかし、添加物がゼロというワクチンはありえない。

従来型ワクチンですら、一〇〇種近い〝成分〟が、密かに配合されていた。

〝闇の勢力〟が、企業秘密と称してさまざまな仕掛けを新型コロナワクチンに潜ませるのは、一〇〇％まちがいない。

マイクロチップなどは、そのさいたるものだ。

「……そうそう、マイクロソフトは、その特許を取っています。人間にセンサーを埋め込んで、電磁波でコントロールする恐ろしい技術です」（高橋博士）

ナノチップと呼ばれるそれは、肉眼では見えない。それでも、ＧＰＳやセンサー、通信機能など、様々な性能を備えている、という。想像を絶するテクノロジーだ。

わたしは、全人類へのコロナワクチン強制の真の狙いは、このマイクロチップにある、とにらんでいる。

その先の未来に待つのは、脳チップを埋め込まれた人類電脳社会だろう。

内閣府ですら、「ムーンショット型研究開発制度」と命名する電脳プロジェクトを堂々と公開しているから、そら恐ろしい。

こうして人類は、ＡＩに操作される電子家畜として生かされることになるのだ。ジョージ・オーウェルが『１９８４』で描いたディストピア（絶望郷）が、現実になろうとしている。

■遺伝子情報を人工的につくり筋肉に注射する荒技

不活性化ワクチンとは　　**RNA ワクチンとは**

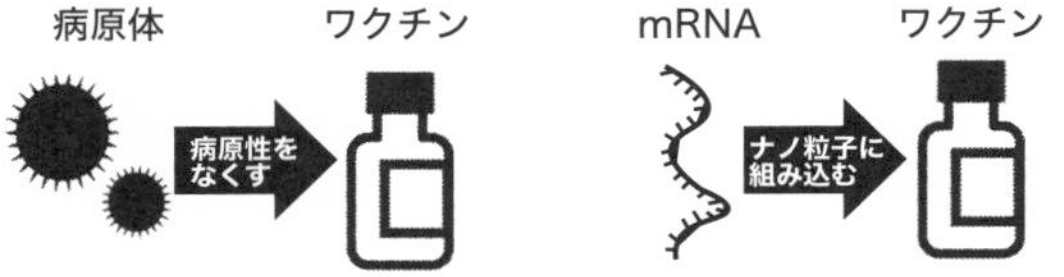

化学処理などで病原性をなくしたウイルスを利用する。生み出される免疫力が弱いため、免疫の獲得には複数回の接種が必要という。

コロナウイルスの遺伝子のデータを基に「メッセンジャー RNA（mRNA）」と呼ぶ遺伝物質を人工的に作る。脂質などのナノ粒子に組み込みワクチンにする。体内に投与すると、ウイルスが持つたんぱく質（抗原）が作られ、免疫システムが反応して抗体が作られる仕組み。

図 7-2　不活化ワクチンと RNA ワクチン

●メッセンジャーRNAを脂質に包む

世界の製薬業界は、この新型コロナの遺伝子ワクチン開発競争にしのぎをけずっている。

理由の一つが、開発期間の短さだ。

従来ワクチンは、臨床試験まで一～二年もかかる。それだとコロナパンデミックは終わってしまう。

それにたいし、遺伝子ワクチンは臨床試験まで期間が半年と短い。

「これならなんとか間に合う」（?）

だから、製薬マフィアたちは、遺伝子ワクチン開発に殺到しているのだ。

さらに、培養ウイルスを用いた従来型には、次の問題点がある。

かつては、ウイルスを弱らせて、そのまま接種する「弱毒ワクチン」が多用されていた。いわゆる生ワクチンだ。

その名のとおり、ほとんど生だ。弱らせたとはいえ、病原ウイルスを注射しているようなもの。天然痘ワクチンのように、流行を大発生させるという逆効果もあった。

そこで、現在用いられているのが不活化ワクチンだ。

こちらは、化学処理などで病原性をなくしたウイルスを使用する。

高橋博士がいうように、形成される免疫力は弱い。

だから、免疫力を獲得するためには、数回の接種が必要とされる。

それに対してＲＮＡワクチンは、コロナウイルス遺伝子データを基にメッセンジャーＲＮＡ（ｍＲＮＡ）と呼ばれる〝遺伝子情報〟を人工的に作る。それを、脂質などに組み込んでワクチンに仕上げる。筋肉に注射すると、新型コロナのウイルスが持つたんぱく質（抗原）が作られる（？）、という寸法である。

一七一種ものワクチン開発猛ラッシュ

●ワクチン開発、四つのアプローチ

新型コロナワクチンとして、二五種類が臨床試験段階に到達している。英ロンドン大学によると、さらに一七一種類ものワクチン候補が、しのぎをけずっている。むろん、開発対象は遺伝子ワクチンだけではない。

開発には、四つのアプローチがある。

(1) ウイルスワクチン： 危険のない状態にしたウイルスを直接注射する（ウイルス株の取得・培養が前提）。

(2) ウイルスベクターワクチン： 免疫源となるたんぱく質を生成するよう遺伝子操作した別種ウイルスを使用する。

(3) 核酸ワクチン： 免疫源となるたんぱく質を生成する目的で、ウイルスのDNAやRNAを細胞に注入する（遺伝子ワクチン）。

(4) たんぱく質ベースワクチン： 標的ウイルスのたんぱく質のサブユニットを直接注入する。

さらに、ワクチンは特徴ごとに八分類される（132ページ参照）。

……いやはや、色々なことを考え出すものだと、ただただ呆れる。

それもこれも、数兆円という単位の利益を狙っているからだ。

●未曽有の巨大市場が出現する

二〇一八年、世界のワクチン市場規模は三・九五兆円。その時点で、二〇二七年は六・九兆円と見込まれていた。

しかしこれは、二〇二〇年新型コロナパンデミック前の予想数値だ。

■未知のワクチン利権をめぐり乱戦状態の製薬業界

主な開発者	ワクチンの種類	日本の動き
英アストラゼネカ・英オックスフォード大学	ウイルスベクターワクチン	政府が1億2000万回分を確保。第一三共、KMバイオロジクス、MeijiSeikaファルマが国内で供給する
米ファイザー・独ビオンテック	mRNAワクチン	政府が1億2000万回分を確保
米ノババックス	組み換えたんぱくワクチン	武田薬品が日本での製造、流通を実施。厚労省の助成金を受けて年間2億5000万回分以上の生産を見込む
塩野義製薬	組み換えたんぱくワクチン	20年内臨床試験開始、21年末までに3000万人分生産を目指す
アンジェス	DNAワクチン	臨床試験実施中。厚労省事業でワクチン量産体制の整備を進める

図7-3　ワクチンをめぐる動き

パンデミック前と後では、市場予測は天文学的な差となる。世界の製薬マフィアたちは、ワクチン市場は少なくとも数十倍に爆発的に拡大すると見越しているだろう。

それを証明するのが、各国のワクチン開発への投資金額だ。

空恐ろしいのが、その研究開発費の膨大さだ。目を引くのが一五兆円という中国の巨大な投資金額だ。

これに対してアメリカは、一兆七〇〇〇億円。むろん、これは治療費も含むので一概に比較はできない。しかし、ケタ外れの金額であることは間違いない。企業は、投資した資金はぜったいに回収する。

そのために、世界の医療マフィアは、コロナ偽パンデミックを煽りつづける。

筆頭ビル・ゲイツは「ワクチン完成までロックダウンを続けろ！」と暴言を平然と口にしている。

背後のイルミナティ勢力は、ワクチン利権回収のため各国政府を懐柔し、巻き込んでいる。

政府が買い上げ、被害は血税で尻拭い

●ビッグファーマから未知のワクチンお買い上げ！

新型コロナワクチン開発競争で目を引くのが、官民癒着だ。

特に露骨なのが、日本政府と巨大製薬メーカーとのズブズブの関係ぶりである。

安倍政権は、英国のアストラゼネカ社などと各々契約を交わし、コロナワクチン一億二〇〇〇万回～一億五〇〇〇万回分の一括買い上げをすでに決定している。具体的には——。

英アストラゼネカ：一億二〇〇〇万回分
米ファイザーなど：一億二〇〇〇万回分
米ノババックス：二億五〇〇〇万回分
塩野義製薬：三〇〇〇万人分
アンジェス：量産体制の整備中

これらはすべて、安倍内閣の閣議決定で独断専行された。国会審議すらされていない。

しかも、購入決定している五種類ワクチンすべてが、遺伝子ワクチンなのだ。

つまり、人類未体験の遺伝子ワクチンの安全性などいっさい考慮も審議もされていない。

こうして、政府による一括買い上げが強行決定されたのだ。

■ワクチンは世界四大製薬メジャーが分割支配する

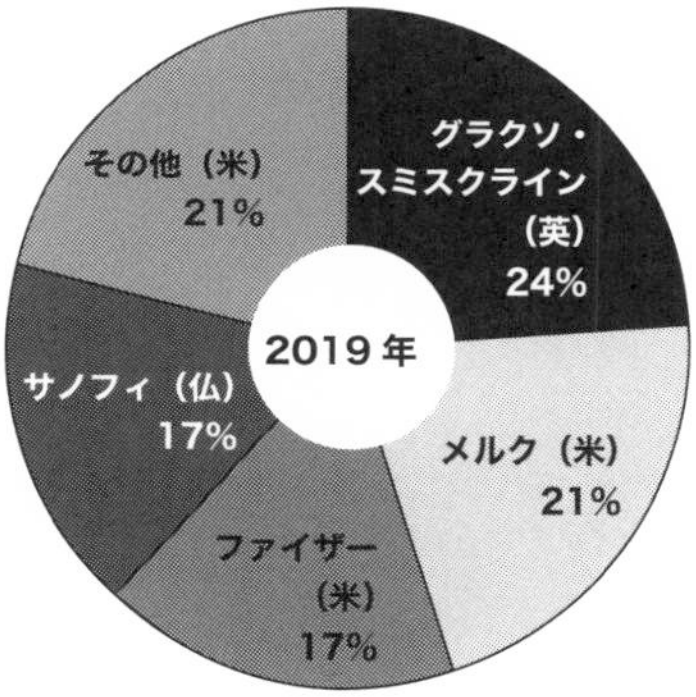

図7-4　ワクチン市場の企業別シェア
出典：各社決算などを元に日経推定

●免責される製薬会社

さらに驚愕した。

これら新型ワクチンにより国民に被害や副作用が発生したとき、製薬メーカーはいっさい法的責任を免れるという特約が交わされている。

ワクチンはこれまでも、数多くの被害、事故、副作用の悲劇を起こしてきた。

無惨な死亡事故もあとを立たない。後遺症に苦しむ被害者も数多い。

これらは、すべて製薬会社の製造物によってもたらされたものだ。とうぜん、製薬企業は製造責任を負う。被害者の救済や補償など、全責任を負わなければならない。

これが、製造物責任法の鉄則である。

ところが、新型コロナワクチンに関しては、製薬会社はいっさい、これら責任を免れる。

では、だれが、それら無残な被害にたいして責任を負うのか？

なんと、安倍内閣は、「ワクチン被害に対しては、政府が一切の責任を負う」という。

政府が責任を負う……ということは、被害者への賠償金などは全て、国庫から支払われる。

つまり血税でまかなう。はやくいえば、国民が身を削って、ワクチン被害者を救済する……!?

話がちがうだろ！　と言いたい。

なんで、私たち国民が、製薬マフィアのワクチン犯罪の尻拭いをしなければならないのか！

●安倍前首相を特別背任罪で告発せよ

内閣総理大臣は、国民の利益を損なう行為をしてはならない。

これは、法的にも厳命されている。

この規定に背く行為を行った場合は、刑事的に背任罪が適用される（刑法二五〇条）。

森友学園や加計学園のスキャンダルのおおもとも、この首相の背任罪がある（五年以下の懲役、五〇万円以下の罰金）。

しかし、この新型コロナワクチンに関する背任罪にくらべれば、可愛いものである。

この首相の背任行為は、スケールが違う。ケタが違う。

しかし、不思議だ。あれほどモリカケ問題では政府を追及したマスコミが、このワクチン疑獄には、いっさい口をつぐんでいる。

野党もそうだ。モリ・カケ・サクラの三点セットでは、あれほど舌鋒鋭く内閣を追及していたのに、このコロナワクチン・スキャンダルでは、まったく沈黙している。不可解だ。いうまでもなく、新型コロナに対する遺伝子ワクチンなるものは、その効果も、危険性も、まったく未知数だ。製薬メーカーはいま、暗中模索で開発しているのだ。

ほんとうに効果はあるか？　どんな副作用があるか？　まったくわからない。

そんな商品を大量購入する契約を結ぶ……！

それは、ただの阿呆か狂人だ。正気の沙汰ではない。

効果と安全を見極めて購入契約をする。当然すぎて、言うのも馬鹿馬鹿しい。

ところが安倍内閣は、いまだ研究開発途上のわけのわからないワクチンを、各々一億二〇〇〇万人～一億五〇〇〇万人分も、〝確保〟と称し、国民の承諾も、国会の承認も一切経ずに購入契約してしまった。

さらに、副作用など被害への責任は、製薬メーカーは一切免れる、という。

政府が代わりに、全ての責任を負うという。

そして国民は、そんな仰天事実をまったく知らない。

……頭がクラクラしてくる。このクニは、ここまで狂ってしまったのか……。

今からでも遅くはない。

安倍前首相以下関係者を、特別背任罪で告発せよ！（一部『ザ・フナイ』No.158掲載）

第8章 密かに混入マイクロチップで電子家畜に
――最終目的は、地球の〝人間牧場〟化だ

PCRはヒト遺伝子も〝検出〟していた

●巨大な滑稽さ、巨大な詐欺

これまで述べてきたように、偽コロナパンデミックは、最初からペテンだらけだ。

そのひとつが〝診断〟方法にでっちあげられたPCR検査だ。

発明者マリス博士の涙の告発を見よ。

「……このテストは、ウイルス用の検査ではない！」

デーヴィッド・アイク氏（前出）は、あぜんとする。以下は、アメリカのオルタナティブ・メディア「ICKONIC THE ALTERNATIVE」の動画における発言だ。

「……これは、巨大な滑稽さであり、巨大な詐欺です」

まず、〝COVID-19〟と呼ばれるウイルスは、純粋化され、分離されたことがない。

では、その検査は、どうしてできるのか？

「……発明者マリス博士は『感染症診断に使ってはいけない』と言った。しかし、今まさに、その目的で使われている。そこから〝感染数〟が出てきている。それは検査すればするほど増える。しかし、これは、ウイルスを検査しているのではない。『全員が体内に持つ〝遺伝子〟』を検査している。だからPCRの〝陽性〟患者数は、ありふれた遺伝子物質の〝陽性〟なのだ。病気ではない。体の一部です。だから、〝陽性〟者の八五％以上が、何の症状もない。なぜか？どこも悪くないからだ。そして、もし〝陽性〟になれば……そのあと、どんな原因で死亡しても、『死亡診断』はCOVID-19になる！　それがコロナの〝死亡数〟です」

アイク氏は、ただただ呆れはて、肩をすくめる。

●カウフマン医師の発見

アイク氏は次に、一人の研究者を紹介する。

「……非常に勇気ある男です。そして、博学の人です。アンドリュー・カウフマン医師！」

この精神科医がウェブ上で書いた記事タイトルは「爆弾！」。さらに、「コロナウイルスのPCR検査配列は『人間DNAの中に見つかる！』」との見出し。

まさに爆弾的発見だ。つまりPCRは、部分的に〝それ〟を検出している！

「……だから連中が〝検出〟しているのは、人間の遺伝子物質である。ウイルスではない」

■ PCR で人類全員が“陽性”になる

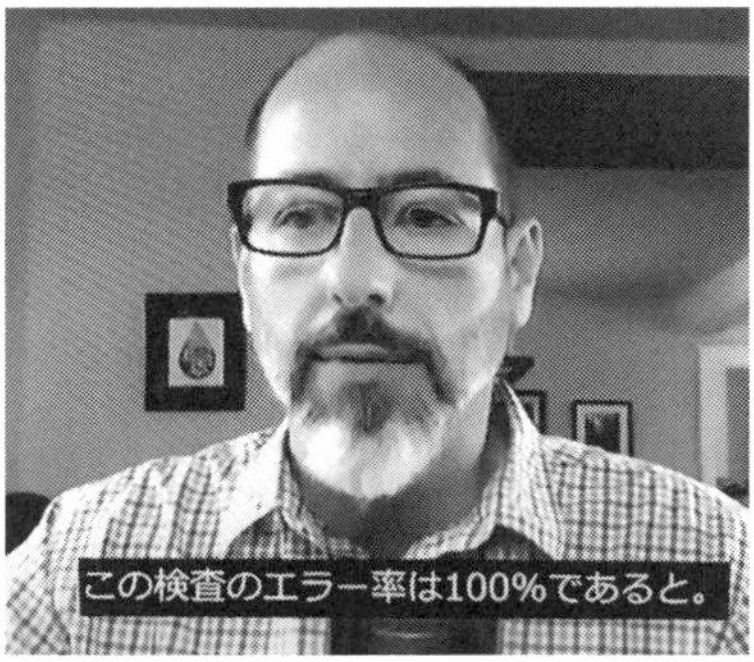

写真 8-1　アンドリュー・カウフマン医師

（アイク氏）

自然に体内にあるもので〝陽性〟になっている……！

「……これは巨大詐欺です。〝かれら〟は多く〝陽性〟が出てほしい。パンデミック幻想を増すため。『大勢が感染した！』『都市をロックダウンだ！』。それを連中は世界中でやっている」（アイク氏）

カウフマン医師によれば、ＰＣＲに〝陽性〟反応するのは、だれでも体内にある遺伝子断片だ。

「……それは人類の八番染色体に見つかる。ウイルスじゃない。だから、ＷＨＯ検査キットで人類全員〝陽性〟になる。ところが、英国政府は命令する。『通常に戻りたければ検査を受けろ！』。じつは連中は知っている。ＰＣＲ検査すればするほど〝陽性〟はどんどん増え、『通常に戻る』どころか『もっと、ロックダウンだ！』』」（アイク氏）

そもそも、ねつ造されたＰＣＲ検査キットが大量に出回っているのだ。

「……ロスチャイルド一族は、新型コロナウイルスの〝陽性〟反応が多発するインチキＰＣＲ検査キットでパテントを取得。パンデミック騒動をあおっている」（ベンジャミン・フルフォード氏）

ＰＣＲ検査キット〝エラー率〟は一〇〇％

●ヒト八番染色体と完全一致

カウフマン医師は、自分の意見と同じ論文をドイツの論文に見出した。

フランスのパスツール研究所も、同じ発見をしている。

「……これで、わたしの疑いは確信に変わりました」

少し専門的になるが、同医師の発見を追ってみよう。

「……ＰＣＲ検査の（基礎となる）一つのプライマー配列が、われわれ自身のＤＮＡ八番染色体と正確に一致します。ＰＣＲ検査は、綿棒で鼻の奥の粘膜を採取します。このとき綿棒には、人間の細胞とウイルス粒子、他の微生物などが混じっている。菌類や他の微生物も混合しています。クリーンなサンプルじゃない。人間のＤＮＡも見つかりますよ。そこに人間の細胞断片があるからです。それらが液体の中に漂っている。これは純粋サンプルじゃない。最初から確実に人間の遺伝物質が含まれる。だから（ＰＣＲサンプルの）遺伝子検査をすれば、見つかるのです。つまり、サンプルはごちゃごちゃ。多くのものが混じり合っている」

「ＰＣＲが探しているのは、遺伝子の〝断片〟です。なんらかの生命体の……。そしてＰＣＲのプライマー（基本配列）が、ヒトの八番染色体と完全に一致する。つまり、我々自身のＤＮ

Aを検出する可能性がある」（カウフマン医師）

●八〇～八五％の〝偽陽性〟率

カウフマン：〝かれら〟は、一八個の遺伝子コードを、「新型コロナウイルスのRDRP遺伝子だ」と言っています。ところが、それとヒトの八番染色体と比較すると、配列が完全に一致します。

アイク：体の中にある物質を検出している……？

カウフマン：そうです。彼らの使うプライマーの少なくとも一つが、ヒトDNA配列と一致する

アイク：なら、いかなる人間でも〝陽性〟になる可能性はありますね。

カウフマン：問題は、それがどこから来たものかわからないことです。この〝汚いサンプル〟を見ただけでも。多くの微生物や人間細胞のミックス。そこから（PCRは）配列を決めた。その配列がコロナウイルス属のものだと思ったからですね。ところが、ヒト遺伝子と八〇～八五％同一性がわかった。

人間の〝一部〟を検査しているだけ！

●だれでも〝陽性〟にされる

カウフマン：PCRで彼らがRNAコピーに使っている酵素は、ミスを発生します。だから、

これも多く〝偽陽性〟になる原因です。ＰＣＲの（増殖操作で）二倍化をくり返すほど、よりちがった結果を得る。ノイズ信号を増幅するからです。それもまた〝偽陽性〟になる。

だから、断言します。

――ＰＣＲ検査の〝エラー率〟は、一〇〇％である――

アイク：イギリスでは、それを〝犬の朝食〟という。つまり、完全にとっちらかった状態ですよ。何を検査しているのかも、わからない！　連中は、一度も（新型コロナウイルス）を分離し、純粋化してない。ウイルスの存在を示していない。

〝かれら〟が「検査している」と言っているものの正体が、今わかった。

人間の〝一部〟を検査しているわけだ。それが〝感染者数〟になる！

今、世界中で起こっていること、たとえば英国では新たにロックダウンですよ。

都市や地域がニュージーランドのような場所も同じ。それも〝感染者数〟を根拠にして……。

完全になんの信頼性もない。連中は言う。「〝陽性〟になったら感染者だ！」。

そして、感染者数イコール、ロックダウン。不正な検査で、不正な感染……それでロックダウンとは、不正な理由です。

●検査を増やせ！　〝陽性〟を増やせ！

カウフマン：よりヒドイときに〝陽性〟者は二倍に増えます。確認検査を行うからです。医療のプロは言ってますよ。「両方〝陽性〟だったら、追加感染例として報告する」。

こうして感染数は膨らまされている。

だから比較すると〝死亡数〟が少ない。超過〝死亡数〟も少ない。じっさい、世界同時に起きている。アメリカでは、三月終わりから五月半ばの時期以降は、超過死亡ゼロ！

メディアがこれを報道すれば、パンデミックは終了したでしょう。

そこで〝かれら〟は、報道を〝死亡数〟から〝感染例〟にすりかえた。

単純にＰＣＲ検査をすれば、〝感染例〟はでっちあげられますからね。

だから、検査を増やせ！　増やせ！……。つまり〝感染例〟を増やす。ほんとうは、健康な人を検査〝陽性〟で、患者に仕立てているだけ。なにも変わりませんよ、もともと健康なのですから……（苦笑）。そして、健康な人は病気をまき散らしません。

〝かれら〟のやり口は〝正当化〟です。我々の権利を侵害するロックダウンなどの政策を継続し増強するためです。現在の医療システムは完全に健康でも「病気だ」といってくるのです。

抗体検査は、ＰＣＲ検査よりヒドイ

●無症状からは感染しない

アイク：ＣＯＶＩＤ‐19はどこを見ても詐欺、詐欺の〝織物〟ですよ。〝やつら〟は言う。「あー、悪いところはない。しかし、感染を広げるかもしれない」。何もないものを〝広げる〟という！　これが、連中による健康な人のロックダウンの正当化ですよ。

カウフマン：連中は「無症状者が誰かを病気にする」ことを証明できない。一つの研究があります。〝感染者〟一人を四〇〇人に曝露（接触）させた。ところが誰一人、〝陽性〟にならなかった。症状はいうまでもありません。

多くの経験的事実があります。感染症が何であれ、病気でないひとからは伝播しないんです。なぜ、ＰＣＲで増幅することが必要なのですか？　じっさいに病気を起こしているのではあれば、（ウイルスは）豊富なはずですよね。だから意味をなさない。たんに増幅なしで、すぐに検出できるはずです。

アイク：コロナ〝陽性〟かどうかを判定するのに抗体検査がありますね。ＰＣＲ検査は異常に信頼性がないけど……。

カウフマン：こう言いましょう。抗体検査に比べれば、ＰＣＲ検査は〝正確〟ですよ（アイク氏、大笑い）。

抗体検査について話すのは非常に難しい。何の公開論文もないからです。

次が重要です。規制当局が、これらウイルス検査を容認することになっています、米国ではＦＤＡです。新たな診断検査の〝承認〟には、検証研究が必要です。それは「黄金標準」（ゴールデン・スタンダード）と比較する。このときウイルスを直接に分離することが必要です。しかし、いかなる診断でも、ウイルス分離は一度も行われていない。だから、COVID-19診断検査は、いかなる機関からも承認を得ていなかった。
ところが、新型コロナについては、例外的にFDAは、緊急使用認可（EUA）したのです。
これが、PCR検査なのです。

バスで轢かれて死んでもコロナ死とは

●じっさいにあった喜劇

アイク：世界中で起こっているのは、インチキなPCR検査で〝陽性〟だと、ほかの原因で死んでもCOVID-19と「死亡診断」される。信じがたい詐欺です。

カウフマン：「デビッド・デイリー・メール」の記事があります。数週間前にPCR〝陽性〟となった男性。死の二か月前ですね。じっさいには、彼はバスで轢かれて死んだ。ところが、死因はCOVID-19と「死亡診断」された！　だから、だれでも〝陽性〟となった人は「COVIDで死亡」とされる。これも、死者数を膨らます一つの方法です。

アイク：驚愕です。われわれは、引き返せないほどのブラックホールに向かっている。

カウフマン：私は非常に楽観的です。私たち自身、運命の力を完全に持っている。正しいことをし、自身で努力し、自身で証明する。大局を見る。そして、理解する。われわれには、思う以上の力がある。できますよ。じっさいは、よりよい未来があるのです。なぜなら、コロナ危機はチャンスだからです。文化を作り直しましょう。自分と家族のためです。この専制の下で、私は座して苦しみはしません。

アイク：単純なことは、疑問をもつ。権威のウソに気づく。連中は、あちこちでウソをつく。まさに条件反射だ。それに気づけば、言われたことに疑問が始まる。連中はウソをついているんです。連中の言うことを逆転させれば、より真実に近づく。

（以上、「ICKONIC THE ALTERNATIVE」より）

「死亡診断書をねつ造せよ」（米政府）

●「臨床検査は必要なし」

さらに悪質な〝死ぬ死ぬ〟詐欺の実態を、告発した医師がいる。

ミネソタ州上院議員、スコット・ジェンセン医師だ。

「KX4テレビ」のインタビューの様子をお届けする。

ジェンセン：ミソネタ州厚生省からあるメールが送られてきました。「死亡診断書」の指導でした。私は、「死亡診断書」の書き方について指導を受けたのは初めてです。

その内容は――コロナによる死亡と診断するには「臨床検査は必要ない」という。

「死亡診断書」をCOVID−19とするのに……。

司会者：ちょっと……途中で失礼ですが、今あなたが言ったことは非常に重要です。もう一度、お願いできますか？

ジェンセン：先週金曜日、七ページの書類が送られてきた。事例が書かれていました。もしCOVID−19の検査を受けてない八六歳の肺炎患者がいて、その後、彼女は肺炎で亡くなります。そんな彼女は生前、無症状だった息子と接触していた。でも、その息子は後に（PCRで）COVID−19と判明した。その場合、彼女の「死亡診断書」には〝COVID−19〟と記入することが適切である、と書かれてあったのです。

私たちは、そうしません。もし、肺炎患者がインフルエンザ流行中に亡くなり、さらに、インフルエンザ検査結果がなければ、「死亡診断書」に〝インフルエンザ〟とは書きません。私は「この高齢者は、肺炎で死亡した」と書きますよ。

●政府はまちがっている

司会者：これは驚きです。なぜ政府は、「死亡診断書」の書き方について、メールを送るのでしょう？　さらに、どうして患者の感染の有無にもかかわらず、「死亡診断書」に〝COVID−19〟と診断するように指導するのですか？　どこかまちがっています！

ジェンセン：私は確かめるべく、医院で一〇〜二〇年間、「死亡診断書」を取り扱ってきた職員に聞いてみました。「この内容は正しいか？」。すると彼女はこう答えたのです。「事実に基づくことしか記入してはいけません。可能性で書いてはいけないのです」。

　私は警戒しています。これはコロナ対策に用いられる統計データの話になります。われわれは、問い直す必要がありますよ。これで、市民に確かな情報をシェアできるのか？　どの州でもみんな、本当のことを求めています。対策に必要な本当の数字を知りたい。それをふまえ、なぜＣＯＶＩＤ－19の死者を水増しするのでしょう？

●コロナ恐怖で支配するため

ジェンセン：人間を支配するには、恐怖が一番です。だから心配しています。ときにわれわれは、あまりにも恐怖にかられ……ある程度の恐怖心が植え付けられると、自分で考える力がマヒしてしまう。私は、そうなってほしくない。もっと前向きにとらえてもらいたい。あらゆるソースを検証し、自分の頭で考える。……それが、アメリカですよ。
司会者：……驚愕です。その七ページの書類は厚生省から送られてきたのですね？
ジェンセン：政府が行き過ぎた政策をとるなら、われわれは自由を失い、それを永遠に失う可能性があります。だから、用心が必要なんです。
（以上「ＫＸ４テレビ」より）
　――この衝撃インタビュー映像は、ツイッターで大々的に全米に拡散された。

すると、二日後……。ホワイトハウス会見で質問が飛んだ。

「FOXニュース」が四月九日、その模様を放映している。

「……誰かがCOVID-19〝陽性〟で亡くなると、『COVID-19の死亡者』として計上されます。では、もし、コロナ感染者がRCU（集中治療室）に入り、その人に心臓病の基礎疾患があって亡くなったら、死因は心臓病発作では？」

それに対してホワイトハウスは、「それは考えにくい」と、一言だけ。

FOXの女性キャスターは、疑問を投げかける。

「……『COVID-19の死亡者』に関して全国的な議論を呼んでいます。肺炎で亡くなったコロナ陽性者も、『COVID-19の死亡者』でしょうか？　検査を受けなかったが、似た症状で亡くなった人はどうでしょう？　これは重要ですよ。新型コロナ死者の統計は、連邦・州政府がとる対策モデルに大きく影響するからです」

イタリアは八八％も死者を〝水増し〟

●当局は慌てて再調査で公表

「FOXニュース」は、イタリアの事情も報道する。

「……なぜ、イタリアでコロナ患者が数多く死んでいるのですか？」

公衆衛生部門のイタリア政府顧問、Ｗ・リカルディ氏が回答する。

「……わが国における死の特定方法は、非常に寛容といえます。死亡したコロナ感染者は、全員『コロナウイルスで死亡した』ように特定されます」

いやはや、寛容とは……。ここからが突っ込みどころだ。

「……イタリア国立衛生研究所が（コロナ死者を）再検証したところ、『死亡診断書』のたった一二％だけが、コロナウイルスが直接の死因だったことがわかりました。一方、八八％の死者は、二、三の基礎疾患を抱えており、最低でも一つの持病があったのです」

ジェンセン医師は、ＦＯＸニュースの取材にこう答えている。

「……たとえば、歩行者がバスにひかれたとします。肺が虚脱し、緊急治療室に入り、一五～二〇分ほどで亡くなった。彼は、検査結果でＣＯＶＩＤ‐19〝陽性〟だったとします。その死因もＣＯＶＩＤ‐19だ、という。まったく筋が通りません」

この国では、バスにひかれて死んでも〝コロナ死〟なのだ。ブラックな現実に、顔もひきつる。

〝やつら〟はあなたの脳をハッキング！

●ファンタジーではない

ＰＣＲ検査のペテン、「死亡診断書」のインチキ――。

コロナ馬鹿騒ぎの嘘を、証言に基づき検証してきた。

つぎは、ワクチンの戦慄である。

前章で、その正体は全人類モルモットの〝遺伝子操作〟であることを明らかにした。

恐怖は、それだけではない。その未来には、さらに黒い悪意が横たわっていた。

若きキャリー・マティ医師（前出）は、命をかけて暗黒の伏魔殿《ふくまでん》に切り込んでいく。

彼女は、くりかえす。

「これはファンタジーではありません。じっさいに、起きていることなのです」

なぜ人類は、これほど問題と危険がいっぱいのワクチンを強要されるのか？

打たれ続けてきたのか？

われわれが連れて行かれる未来。そこには、恐怖と絶望しかない。

●ビル・ゲイツから巨額資金

マティ医師はさらに証言する（同医師SNSより）。

「まず、お金の流れを追ってみます。いろいろ見えてきます。

二〇一一年、ドイツのキュアバック社は、RNAワクチン研究開発費用に三三〇〇万ドル受け取りました。

二〇一三年、モデルナ・セラピューティクス社は同じく二五〇〇万ドル。

二〇一五年、イノヴィオ社はDNAワクチン開発で四五〇〇万ドル受け取っています。同社は、この開発にナノテクノロジーの使用を認めています。ナノテクとは『ミクロの極小ロボットを使う』のです。

これら企業はすべて、ビル・ゲイツ財団から資金援助を受けています。〝かれら〟はなんらかの形でゲイツ財団と緊密です。重要なことは、これら企業が今まで、コロナワクチンのヒト臨床試験で、十分な免疫力を得られなかったことです。だから、ヒトへの投与の認可を得ていません。

さらに〝十分な免疫力〟といっても、それは『一定数抗体ができた』だけにすぎません。試験管の抗体を数えただけです。（仮にできても）その有効性を証明しなければ、〝グッド・サイエンス〟（良い科学）とはいえません」

――彼女はここで、DNAワクチン開発を行う製薬会社に資金援助しているのがビル・ゲイツ財団であることを明らかにしている。

さらに、未来ワクチン開発に、アメリカ軍部も参画してくる。

米軍開発の恐るべきワクチン技術

●目的は人間の強化と破壊

マティ医師：二〇一〇年、ペンタゴン（米国防総省）の軍事機関ＤＡＲＰＡ（ダーパ：国防高等研究計画局）は、ＤＮＡとＲＮＡワクチンに着目しています。

このアメリカの軍事部門は、マイクロ・ニードル（微細針）が付いたシールを開発しています。それを皮膚に貼る。それにより非侵襲的（体に傷をつけない）に合成ＤＮＡワクチンを投与できる。身体を傷つけず、電気的に小さな穴を開けて投与できる。この技術を〝エレクトロポレーション〟といいます。それは、まったく無傷で、気づくことすらない。

かれらの言葉を引用すると、それは遺伝子レベルでの「人間の強化と破壊」なのです。

軍の介入は、ビル・ゲイツが企業群に、ＤＮＡワクチン開発の資金援助を開始したのと時期的に重なります。

二〇二〇年、ＤＡＲＰＡは「ブレイン・マシン・インターフェイス（脳と機械の接続）」計画を認めています。それは、ニュートラル・ネットワークが形成されることにより、ＡＩ（人工知能）と人間の脳が繋《つな》がるというものです。つまり、思考だけでコミュニケーションする能力を持つ。さらに、遠隔で影響を受けたり、コントロールされる――。

そういう時代が来るのです。

――ここで、ワクチン開発の真の目的は軍事計画であり、その内実は、人間の脳の〝電子化〟支配であることがわかる。

「思考」「感情」すべてが監視される

●脳を読み取り、書き込む

マティ医師：こんな感じでしょうか。（ＩＴ制御された）スマートハウスで〝考える〟だけで、エアコンや扇風機が付く。（パソコンなど）お気に入りプログラムを起動させる。

それが可能になるというのです。スゴイ！　と思いますよね。

でも、考えてみてください。「こちらから向こうに通じる」ということは、「向こうからも通じる」ということです。スマートハウスから情報が（どこかに）送られている。

これらは、全てにリンクしています。

もう一つＤＡＲＰＡ計画があります。次世代「非外科的ナノテクノロジーＮ３計画」です。これは、あなたの脳に直接「読み書き」が出来る！　非侵襲的、または最小侵襲的な「ブレイン・マシン・インターフェイス」と呼ばれる技術です。

これ、わかります？　以前から知っていましたが、いまだに信じられず笑ってしまうのです。脳を「直接読み取り」「直接書き込む」なんて……。

●脳がハイジャックされる

マティ医師：あなたの脳内で起こることを、〝書き換える〟のですよ……！

あなたの「記憶」や、「考え」をですよ！

人々はこれを〝エキサイティング〟だと思っているのです。まさに、映画『マトリックス』です。空手を習いたいならダウンロード！　「空手を習得できました」。

これで、もう……身体が〝知っている〟〝できる〟というわけです。

「フランス料理シェフになりたいの」→「すぐダウンロード」→「はい、もう出来ます」。

語学なら、多分数日か一日で習得出来る？

私にはわかりません。それは魅力的に聞こえます。でも、自分でコントロールできると思いますか？　ほかの何ものかが、あなたの「記憶」や「経験」を書き換えるんですよ？

あなたの記憶は作られたものかもしれない。何が現実か分からない。あなたはコンピュータプログラムになってしまう。あなたは、あなた自身がコントロールするのではない。コンピュータプログラムのキャラクターになってしまうのです。

これはＳＦの話ではなく、現在のことなのです。

──これこそ、〝闇の勢力〟の真の狙いだ。つまり、全人類の脳のハイジャックだ。

それは、人類の〝電子家畜〟化にほかならない。

移植〝ゲル〟が体内であなたをモニター

●米軍の人類監視プログラム

マティ医師：全てに関連があります。

ＤＡＲＰＡ（国防総省計画局）も巨額資金を拠出しています。

その企業の一つは、ソフトで柔軟な「ハイドロゲル」を生産しています。

それを、人類のヘルス・モニタリング（健康監視）のため皮下に注入する。

重要なのは、このゲルはスマホアプリに同期して、ユーザーの健康状態を瞬時に把握します。

このナノテク「ハイドロゲル」は、一度移植されると体内で成長し、広がっていきます。そして、私たちのＤＮＡにどう影響するかは不明です。

しかし、人工知能に継続的に情報を送ることが出来るのです。

さて──。私たちは全員、スマホに健康アプリが入っています。それを〝無効〟にできても〝削除〟はできない。この一つが〝かれら〟の言う「ＣＯＶＩＤアプリ」（コロナ感染者を特定するアプリ）です。〝かれら〟はあなたに準備をさせているのです。

アプリを持っている。つまりソフトウェアを持っている。あとは、あなたに「ハイドロゲル」を少し注入するだけ。すると永遠に体内の全てがモニター（監視）される。女性なら、排卵、月経周期、SEXの回数までも……！　男性ももちろん。体内のアルコール量、ビタミンやミネラル、何歩歩いているかなど。

――体内に注入される〝ゲル〟が、一生、あなたの健康状態を監視する！

――もはやSFの世界だ。それは米軍部、つまり〝やつら〟が計画している人類監視システムなのだ。コロナアプリは、その準備だった……。

人類は〝未知の領域〟に入った

●ガン、変異もワクチンで起きる

マティ医師：あなたが不安を感じているなら、その感情や睡眠状態も、〝かれら〟はすべてを把握できる。……それはAIプログラムに送られる。一体そこで何が行われているのでしょう？　〝かれら〟は、すでにスマホで、あなたに〝準備〟させているのです。

これはファンタジーではありません。すべて真実です。

結論を言います。人類は〝人間である〟ことの意味を、変えてしまう――。

ＣＯＶＩＤワクチンは、どんな科学的方法論から見ても、安全でありません。

〝かれら〟はワクチンで、ガンや突然変異原性の細胞株を私たちの体内に注入するのです。

これまでワクチンでも、長い間そうしてきました。

〝かれら〟は何をしているのか？　何をしようとしているのか？　何が起きるのか？

〝かれら〟は、根拠などどうでもいいのです。

●目覚めて！　まだチャンスはある

マティ医師：〝遺伝子ワクチン〟の組み替えＤＮＡ技術は、人の体に永続的な未知の遺伝子変化を引き起こすでしょう。

いちどＤＮＡが変化したら、この人は一生、その変化とともに生きなければならない。

後戻りはできない。「ワクチンを打ったけど効かなかった」「もう二度とやらない」では、すまないのです。「やるか？」「死ぬか？」という問題です。

本質的にコロナワクチン接種は、新しい（人類の）〝種〟を生み、古いもの、つまり、わたしたちを破壊することになります。〝人間〟としての私たちを……。

ワクチンはナノテクと、そのロボット的作用を一度に行うのです。

つまり、私たち全員を人工知能ＡＩにつなぐことができるようになる。これは一方通行ではありません。双方通行です。ゾッとする話です。私は何年も、恐怖を感じてきました。

私は、二〇代前半からこの分野の研究をしてきました。……だから、これらは事実です。

今、私たちは、声をあげて伝えていかなければなりません。

私たちのために、家族のために、未来の世代のために、そして人類のために……。

これは、ジョークではありません。あなたも、どんどん話題にしてください。

SNSをやめないで、拡散して、この話題で溢れさせてください。

より多くの人々を目覚めさせたら、まだチャンスはあると思います。

心から平和への願いをこめて……。

人類は遺伝子組み替えモンスターになる？

●コロナ・ワクチン10大問題

以下――身近に迫った、DNAワクチンの問題点をあげる。

①DNAで体内合成されたウイルス抗原が悪影響しないか。
②人体に異質遺伝子を打ち込むと人が〝コロナ化〟する？
③DNAで合成されたたんぱく質を、異物と認識できるか。

④筋肉に注射されたウイルスＤＮＡ代謝経路が不明である。
⑤ＤＮＡが長期間体内残留したら、何が起こるか判らない。
⑥自然に無いものを人体に注射するのは自然摂理に反する。
⑦こんな危険なものを使わねばならぬほどコロナは有害か。
⑧遺伝物質が生殖細胞に移行して人間の遺伝子改造となる。
⑨臨床試験の観察期間はわずか数十日、長期の異変は無視。
⑩一度打てばＤＮＡの影響は続き取り返しがつかなくなる。

高橋博士は断言する。

「……〝遺伝子ワクチン〟とは、けっきょくは人間の〝遺伝子組み替え〟にほかなりません。それをわが国政府は、接種を〝努力義務化〟するため法改正を行う。これは、他のインフルエンザ・ワクチンなどの任意接種より〝強制力〟が強い。おかしいです！」

マティ医師（前出）も、「ＤＮＡ技術で、人の体内に永続的な未知の遺伝子的変化を引き起こす」と警告する。あなたは、奇怪な遺伝子組み替え動物の写真を見たことがあるだろう。はやくいえば、モンスター生物だ。

このような異質遺伝子の注入という遺伝子操作を行えば、人類も将来は遺伝子組み替えモンスターに変貌するのではないか？

さらに、SNSなどでの地球規模の情報統制も不気味だ。

フェイスブックは「予防接種を推奨しない広告の投稿を禁止」した。

高橋博士はコロナ・ワクチン啓蒙の動画をYouTubeにアップしたら、「三日で削除された！」。

いまや、自由なメディアであったはずのネットにも、削除の嵐が荒れ狂っている。

つまりはソーシャル・メディアのトップ連中も、ディープ・ステート側の人間であったのだ。

悪魔の僕（しもべ）として正体を現してきた……というわけだ。

ワクチンとマイクロチップ注入で〝電子〟家畜化

●ワクチン注射でチップ注入

恐怖は続く……。それは、ワクチン注射を利用したマイクロチップの注入だ。

サイト「FRONTLINE」は衝撃ニュースを伝える。

「……アメリカ政府は、ApiJect社に一億三八〇〇万ドルを投資して、年末までに一億個の〝器具〟（注射器）を生産することを約束。さらに、五億五〇〇〇万個の〝器具〟の生産を見込んでいる。この〝器具〟は自己完結型（針と注射器とワクチンがセット）だ。点眼薬のように圧迫できるプラスチック製のワクチン入り容器が付いている。この注射の針を通してワクチンを注射する」

従来のワクチン注射は、薬液容器から注射で吸い出して、患者に注射する。

ところが、このワクチン注射は、すでに薬液が一体化されている。

なぜか？　以下、その理由にはゾッとする……。

「……この〝器具〟には、クレジット・カードにあるようなコンピュータ・チップが含まれており、種々の個人情報を送信できる」（同）

なぜ、このようなチップを体内に注射し、埋め込むのか？

●チップ無しでは売買もできない

そこに、マイクロソフト社が得た特許が活用される。

同社は二〇二〇年三月二五日、「人間の身体を利用する仮想通貨システム」の特許を獲得している。それが「WO／2020／060606」だ。

「……身体にセンサー（チップ）を埋め込み、個人のアカウントを仮想通貨により管理する構想です。この刻印〝060606〟のない者は、皆、物の売買ができなくなります。『ヨハネの黙示録』にあるとおりです。ワクチンは、この〝刻印〟、つまりチップ埋め込み手段として使われる。さらに、5Gを使って統制社会の管理システムを構築する。これが、一連のコロナ騒動の背後に潜むものです」（高橋博士）

まさに、サタニスト（悪魔教徒）たちの戦慄の試みというしかない。

ワクチンも、5Gも、〝やつら〟の人類家畜化の手段として導入されるのだ。

新型コロナパンデミックは、その扇動として使われたにすぎない。

しかし、悪魔の企みが上手くいくとはかぎらない。

●八六%がコロナワクチン拒否

ひとつのアンケートがある。

――あなたは、新型コロナワクチンを接種したいですか？

「いいえ」八六%。「わからない」一〇%。両者合わせて九六%。「ハイ」の回答はわずか四%のみ。これは、市民グループ「ママ・エンジェルス」が行った大規模調査だ。

まだ、コロナワクチンの正体がまったく知られていない状態でも、この回答結果だ。

本書は、コロナワクチンが戦慄の遺伝子ワクチンであることを告発している。

高橋博士はワクチン注射でマイクロチップが体内に注入され、永遠に監視される恐怖を暴露している。これらワクチンの恐怖を知れば、「いいえ」はかぎりなく一〇〇%に近付くだろう。

無知は罪であり危険だ。

だから、「知ること」「知らせあう」ことだ。

さらに、人類を家畜化し、監視して支配しようと企む悪魔勢力が存在する。

〝やつら〟の動きを、絶対に許してはならない。

第９章　ワクチンは、絶対打つな！　打たせるな！
――潜む発ガン剤、不妊剤、神経毒……

ワクチンの正体は〝毒物カクテル〟だ

●必読！　「医薬品添付文書」

これから登場するコロナワクチンだけでない。

これまで行われてきたワクチンも、詐欺だった。

詳細は、『ワクチンの罠』（前出）に書いた。ぜひ、本書とあわせて読んでいただきたい。

ここまで読んで、ワクチンは生物兵器であることが十二分に理解できたはずだ。

しかし、世の中には〝ワクチン神話〟を盲信しているひとは、きわめて多い。

これを〝洗脳〟という。ワクチンが危険だ、と言っても聞く耳をもたない。

目をさましてほしい。以下は、ありふれたインフルエンザ・ワクチン（「ビケンＨＡ」）の「医薬品添付文書」の抜粋だ。その「重大副作用」の項目をまず、子細に熟読してほしい。

「重大副作用」とは、命にかかわる、という意味だ。じっさい、予防接種で多くのひとが命を落としている。たかがインフル予防接種で、次のような死のリスクがある。

①ショック、アナフィラキシー（急性アレルギー、呼吸困難などで死亡）、**②急性散在性脳脊髄炎**（発熱、腹痛、けいれん、運動、意識障害など）、**③ギラン・バレー症候群**（手足がマヒする神経症状）、**④けいれん**、**⑤肝機能障害**（黄疸など肝機能数値の異常）、**⑥ぜんそく発作**、**⑦血小板減少紫斑病**（内出血による紫斑、鼻血、口内粘膜出血など）、**⑧血管炎**（アレルギー性紫斑病など）、**⑨間質性肺炎**（呼吸困難、発熱、咳）、**⑩脳炎・脳症・脊髄炎**（中枢神経が感染に侵される）、**⑪スティーブンス・ジョンソン症候群**（致死率約四割、サイトカイン・ストームで死亡）、**⑫ネフローゼ症候群**（腎臓破壊から起こる）。

これら恐ろしい副作用群に、驚いてはいけない。

他のワクチンも例外ではない。みんな、これくらいの毒性が隠されている。

しかし、推進する政府も、医者も、ぜったいに教えてはくれない。

●「添付文書」こそがワクチンの正体

「添付文書」には、製薬メーカーが知り得た副作用などの危険情報を記載することが義務付けられている。ここに、インフルエンザ・ワクチンの正体がある。

一目見て、副作用の多さにおどろくだろう。ワクチンにかぎったことではない。クスリは毒なのだ。これが大原則だ。それでもクスリを受け入れるなら、「医薬品添付文書」の情報入手は大前提だ。

めんどくさい？　なら、勝手にクスリに殺されなさい。同情はしない。無知の自己責任だ。

ワクチンを受けるひとは、まず〝予防接種〟という四文字に〝洗脳〟されている。頭のなかにあるのは〝ワクチン幻想〟だ。「病気を予防してくれる」と信じきっている。

くり返しのマインド・コントロールは恐ろしい。

そして、正直なひと、真面目なひと、高学歴なひとほど、コントロールされやすい。新聞はこまめに読む。ＮＨＫニュースは欠かさない。固まじめなので、それが悪意のあるマスコミ関係者ですら、自分たちは真実を報道していると〝洗脳〟されているのだから……。

まあ、無理もない。

〝洗脳〟だとは夢にも思わない。

●企業秘密で毒物添加やり放題

ワクチンでなぜ、これほど恐ろしい副作用が現れるのか？

不活化されたウイルスなど主成分にも有害性はある。さらに、ワクチンには、信じられないほど添加物（アジュバント）が配合されている。

キメロサール（防腐剤。エチル水銀という神経毒物）、ホルマリン（防腐剤。強い発ガン性）など、一部が公表されている。しかし、公開されているのはほんの一部だ。

ワクチンには百種類近い添加物が加えられていることを忘れてはならない。

ビル・ゲイツがワクチンに不妊剤を潜ませ人口削減を謀《はか》ったのは、知る人ぞ知る悪行だ。

これらほとんどの添加物は、企業秘密として隠蔽されている。

これから開発されるコロナワクチンに、〝ナノチップ〟〝ナノロボット〟や、怪しい〝ゲル〟などが潜まされるのは、確実だ。それは、これまで警告したとおり。

つまり〝闇の支配者〟にとって、予防接種は表向きのポーズ。

ほんとうの狙いは、人類に対する秘密の添加物注入にこそある。

だから、ワクチンを打つと、想像を絶する苦痛と難病、奇病が患者をおそう。

〝毒のカクテル〟を注射したのだから、当然の結果だ。

ワクチン接種した子どもに、受けていない子どもに比べて神経症状などが急増している（米『ジェネレーション・レスキュー』調査）。

ＡＤＨＤ（注意欠損・多動障害）　三一七％増
神経疾患　一八五％増

自閉症　一四六％増
ぜんそく　一二〇％増

ワクチン注射急死は八〇歳以上が五割

●三九年患者ゼロでも毎年注射！

〝ワクチン幻想〟に囚われているひとは「病気を防ぐため注射を打たなくちゃ！」と足を運ぶ。

ワクチンこそ猛毒だとは、夢にも思わない。

■高齢になるほど予防接種の副作用で急死している

年齢	人数（割合）
0 ～ 9 歳	3（2.3%）
10 ～ 19 歳	1（0.8%）
20 ～ 29 歳	0（0.0%）
30 ～ 39 歳	3（2.3%）
40 ～ 49 歳	1（0.8%）
50 ～ 59 歳	4（3.1%）
60 ～ 69 歳	15（11.5%）
70 ～ 79 歳	38（29.0%）
80 歳以上	66（50.4%）

図 9-1　新型インフルエンザワクチン接種後の死亡報告数
出典：厚労省審議会新型インフルエンザ検討会　2010.3.12

図9-1は、インフルエンザ接種による死亡報告だ。

とりわけ六〇歳以上を見てほしい。高齢者ほどワクチンで〝殺されて〟いる。八〇歳以上では致死率は報告全体の五〇・四％だ。そして、「インフルエンザワクチンで高齢者の入院・死亡も減らせない」。完全無効の証明だ（英国一億七〇〇〇万症例報告）。

同じことは、他のワクチンすべてにいえる。

これでも、身内をワクチン接種に連れて行く気になるか？

〝やつら〟は、これまで感染症が完全終息してから〝予防接種〟している。

これは「ワクチンは感染症を防げない」と白状しているのと同じだ。

それでも、現在日本では、政府が推奨（強制）するワクチンは、数十種類にもおよぶ。

なぜ山ほどあるのか？　山ほど儲けたいからだ。

医療マフィアにとってワクチン利権は宝の山だ。〝かれら〟は病気を予防する気など、さらさらない。〝洗脳〟された大衆に打って稼げれば、それでいいのだ。

●子宮頸ガンワクチンの惨状

現代医療じたいが、悪魔にのっとられてきた。

とくに、ロックフェラー財閥による近代医療利権の独占は、完璧だった。

しかし、人類はそれに気づかない。〝闇の支配者〟イルミナティが、学問（アカデミズム）、報道（ジャーナリズム）を完全支配してきたからだ。

人間は情報の動物である。情報さえコントロールすれば、たちまちサル以下の知性になる。

これまで述べてきた新型コロナ偽パンデミックのばかばかしさをふりかえってほしい。

あなたにも納得していただけるだろう。

たとえば、世界の少女たちをターゲットにした子宮頸ガンワクチン。

接種後、少女たちを恐ろしい苦痛が襲った。全身の痛み、けいれん、手足のしびれ、筋力低

■少女達を襲った子宮頸ガンワクチンの恐ろしい罠

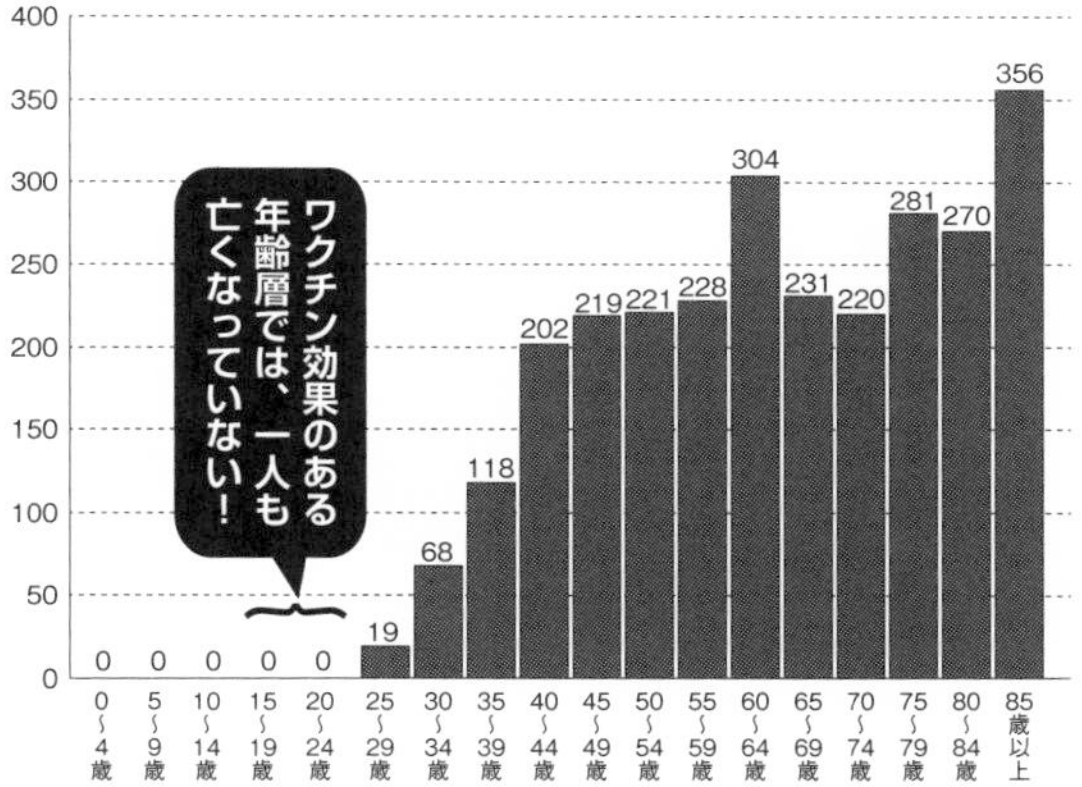

図９-2　年齢層別・日本女性の子宮頸がん死亡者数
出典：国立がん研究センターがん対策情報センター調べ（2011年の統計数値）

下、歩行困難、失神……さらに、多発性硬化症、ギラン・バレー症候群、脳脊髄炎……など。

積極的に推進してきたのは政府（厚労省）だ。しかし、悲惨な被害、後遺症の頻発が報道されるや、こっそりホームページで、「子宮頸ガンワクチンを積極的にお勧めしていません」との「お知らせ」をしている（平成二五年六月）。

まさに手の平返し。

さらに、「ヒトHPVウイルスと子宮頸ガンとの関係は証明されていません」。

目を疑う。なら、なぜ認可したのか。

認可を即刻取り消せ！

つまり厚労省は、ワクチンの無効など初めからわかっていた。なぜなら、日本人の子宮頸ガン死亡者数をみれば、歴然だ。

ワクチン効果があるとされる年齢では、一人も亡くなっていない（図９-２）。

まったく無意味、無効なのに推奨する。これは、ＰＣＲ検査の現状と同じだ。

すべてはゴイム（獣）の〝洗脳〟なのだ。

〝ワクチン妖怪〟ビル・ゲイツを裸にする

●「ビル・ゲイツ：全人類の敵」

コロナパンデミック最大の黒幕は誰だ？　と訊かれたら、ビル・ゲイツと答えるほかない。

かれこそ、コロナ危機に乗じて、ワクチンによる巨大利益の獲得を狙っている。

まさに、ひとびとの生き血を吸う〝ワクチン吸血鬼〟という呼称がふさわしい。

「ビル・ゲイツ：全人類の敵」（二〇二〇年三月）というドキュメンタリーが、YouTube の動画にある。この二一世紀の妖怪の姿を、見事にえぐっている。

現在、ビル・ゲイツの資産は一二兆円。ちょっとした国家予算のレベルだ。

彼は政治に深く関与し、世界中で慈善家として知られている。二〇〇〇年設立の「ビル＆メリンダ・ゲイツ財団」は、資産五・五兆円。世界一の慈善団体である。

かれらのミッションは「貧困から健康そして教育まで、何億人もの生活を向上させること」と明記されている。その取り組みとして、ゲイツ財団はこれまで、貧困国に無料でワクチンを提供してきた。

同時に政治への影響力も強めてきた。

ＦＲＢ（連邦準備制度）の札束で、政治家たちに近よっていったのだ。

ゲイツは言わずと知れたマイクロソフト社の創業者。彼はマイクロソフトの株で、世界でもっとも裕福な一人になった。

ビル・ゲイツの〝錬金術〟はこうだ。彼は一九九六年、最初の慈善基金団体を創設した。ビリオネアの寄付に特化した慈善団体だ。株式利益は売却まで課税対象にはならない。そのため資産を株式として何十年と保有し、納税を遅らせる。納税を免れる。その株式を財団に〝寄付〟する。こうして〝慈善団体〟を利用することで租税を回避し、巨万の財産を築いてきたのだ。

もし「金＝権力」なら、ビル・ゲイツは世界有数の権力者だ。

主要メディアは、ゲイツ財団をほめたたえるのみ。真実は報道しない。

●パンデミックの〝救世主〟

ビル・ゲイツは二〇一八年、ＴＥＤ（著名人などがプレゼンテーションを行うカンファレンス）で、コロナウイルスによる世界的危機を警告する。

そして、「私が、このパンデミックの〝救世主〟になる」と宣言した。

一年後の二〇一九年一〇月、ゲイツ財団はニューヨークで『イベント２０１』を開催。

彼はこのイベントで〝パンデミック・シミュレーション〟を行い、「本当に起きれば三三〇〇万人が死亡する」と警告した。明らかに新型コロナパンデミックを想定したものだ。

ゲイツはパンデミック対策に、多くの企業、政府や組織の参加を呼びかけた。

同じころ、中国武漢では「ミリタリー・ワールド・ゲームス」が開催された。

世界一一〇か国から一万人近い軍人が集まった、いわば軍人のオリンピック。武漢で初の感染症が確認される数週間前である。

●「デジタル証明書」と「スマートタトゥー」

二〇二〇年二月二八日、ビル・ゲイツは新型コロナウイルスを「一〇〇年に一度の病原体」と呼んだ。そして、世界中のリーダーたちにコロナ対策を呼びかけた。

数週間後、彼はマイクロソフトの取締役から退任。「慈善活動に時間を割くため」という。

ビル・ゲイツは「デジタル証明書」なるものを導入する計画を公表している。

だれがコロナウイルスから回復したか、だれがPCRテスト済みか、だれがワクチンを受けたか／受けていないか、これらが一瞬でわかる〝証明書〟だ。

ビル・ゲイツは、「デジタルＩＤ２０２０プロジェクト」も推進中だ。

この一環として、マイクロソフトとＭＩＴ（マサチューセッツ工科大）は、すでに人間の皮膚に埋め込む「スマートタトゥー」（電子タトゥー）を開発済み。

埋め込まれたチップをスキャンすると、ＩＤと個人情報が浮かび上がる。

この「スマートタトゥー」が埋め込まれるのは、まずは難民という。

アメリカでの導入は、テキサス州オースティンのホームレスから始まると噂されている。

「……パンデミックの恐怖が蔓延している。政府からマイクロチップが強要されることはないだろう。なぜなら、皆その〝恐怖〟から、みずから進んでマイクロチップを求める。これは、外出禁止社会やソーシャル・クレジット・スコア（社会監視体制）に向かう危険な道である。マイクロチップを埋め込まない限り、何も出来なくなる……」（ドキュメンタリー『ビル・ゲイツ：全人類の敵』）

コロナに群がった金と権力の亡者たち

●ゲイツの大親友も戦犯だ

さらに、コロナやワクチンなど悪魔的攻撃を人類に仕掛けている〝やつら〟の正体を暴いておく。

まずは、ゲイツの親友アンソニー・ファウチ医師。彼はアメリカのコロナ対策のトップに立ち、すべてを支配している。彼の指示（命令）には、トランプ大統領すら素直に従ってきた。

「……ドクター・ファウチには、とんでもない『利益相反』行為の疑いがあります。そして、

■ “死ぬ死ぬ”詐欺——裏で蠢く悪いやつらに要注意

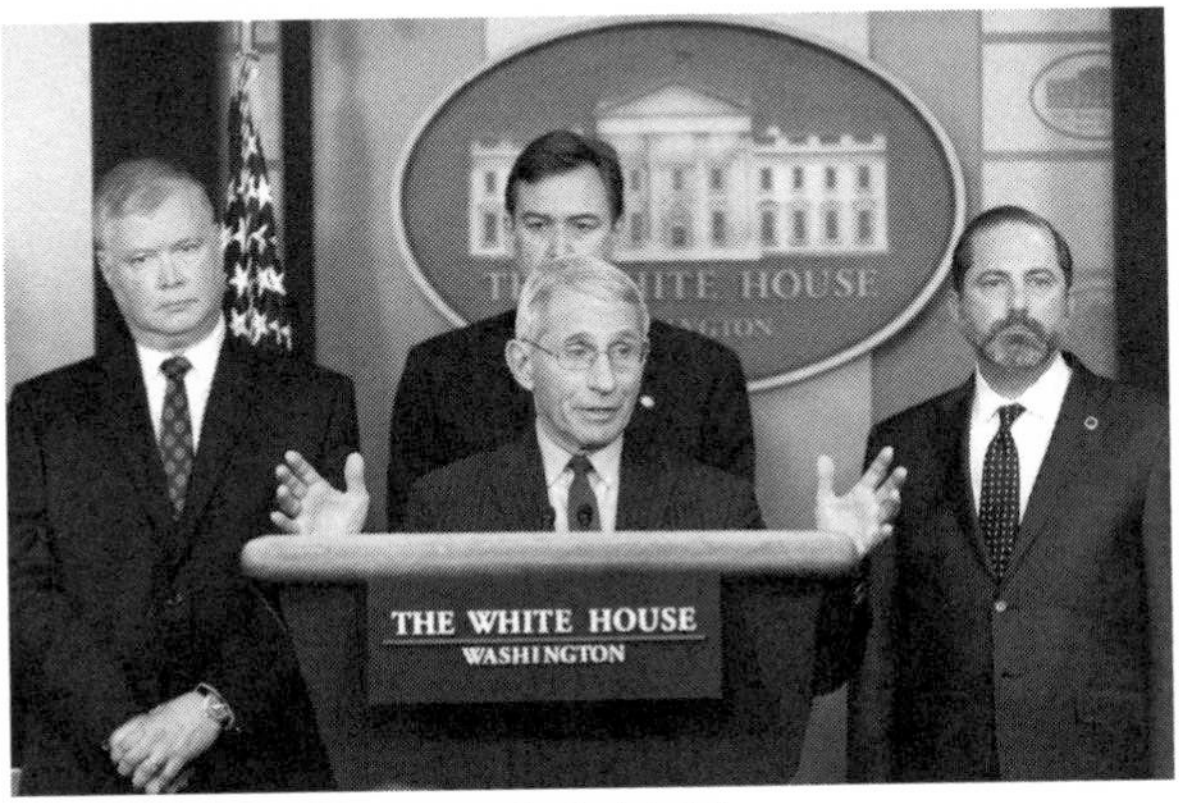

図 9-3　アンソニー・ファウチ（中央）

ビル・ゲイツとは、われわれの想像を超える知り合いでした。『ディスカバリー・リスペクティブ』の記録は一つの証拠である。『ビル＆メリンダ・ゲイツ財団』には五人の首脳評議委員がいる。その一人がアンソニー・ファウチだ。さらに、彼は米国立衛生研究所の所長などを歴任。

　これは、明らかに『利益相反』行為である（私的利益相反団体と公職を兼任している）。

　ファウチ氏に問いたい。『あなたは大親友ビル・ゲイツの財団に首脳陣として君臨している。他方で、政府のコロナ・タスクスォース（対策組織）で、最重要地位にいる。あなたは、この国のコロナ対策を（大統領にまで）進言し、全国的ロックダウンを指示できる人間ですよ。（ゲイツ財団との癒着は）最低でも「利益相反」行為といえます』。ファウチは、ただちに辞任すべきです」（同ドキュメンタリー）

●ロックフェラーを継ぐゲイツ

第三世界リーダーで、環境活動家バンダナ・シヴァ女史は、痛烈にビル・ゲイツを批判する。

「……ビル・ゲイツは、何千億も寄付してきました。貧困層を〝援助〟するために……。

でも、あなたは知っていますか。この男が独裁者で、市民の味方ではなく、人々を貧困に追い込み、より頼るようにしてきたのです。ビル・ゲイツは、モンサント（ロックフェラー系化学企業）の仕事を引き継いでいるだけです。

ビル・ゲイツがアフリカの貧困国において〝慈善活動〟という名目で資金を投入するとき、彼は失敗したケミカル産業、ＧＭＯ（遺伝子組み替え食品）を推進しているのです。彼はそこで『種の特許』を握っている。多くの抗議文が彼に送られています。アフリカの農民たちや、政府からです。『彼の方針は、まちがいだ』。彼は『種の特許』の発行システムをデジタルに移行しようと必死です」

●ゲイツは現代の盗賊だ

シヴァ女史：彼は〝ゲノムマップ〟まで「私の発明」という。それはまちがいです。シード（種）は、人間が作るものではない。（植物が）自らの力で作り出す〝進化〟と〝連続性〟なのです。でも〝遺伝子マップ〟から、遺伝子操作でシード（種）を作るという。

その危険性は、計り知れません。彼は、これを非常に強く推進している。

私は著作で、われわれが保存した種子を彼が盗んだことを告発しています。洪水時の塩害にも耐えうる自然な種子を、彼は自分の発明という。この〝生物資源の盗賊〟は、コロンブスに似ていますね。コロンブスは、アメリカ大陸を発見したとされていますが、正体は海賊にすぎなかった。

ビル・ゲイツを私が〝現代のコロンブス〟と呼ぶのは新たな植民地を奪っているからです。

（前出『ビル・ゲイツ：全人類の敵』より）

●「知る」ことは、勝利だ

――ここに書かれ、告発されていることは、おそらく、あなたとって初耳だろう。

「世界は〝闇の力〟が支配してきた」

――こういうと笑うひとがいる。陰謀論と耳をふさぐひとがいる。

しかし、この本をここまで読んだ方は、笑う気にはなれないだろう。

さあ、今度は、あなたが、語りかけるときだ。

「知ろうとする」ことは戦いであり、「知る」ことは勝利なのである――。

エピローグ　コロナワクチン〝死ぬ死ぬ〟詐欺の終焉

●ワクチン〝九〇％有効〟のウソ

もう悪魔教徒（サタニスト）たちは、なりふりかまわない。

それはコロナ詐欺も同じ。本書で述べたように、ＰＣＲ洗脳、遺伝子ワクチン、電子タトゥー……など、すでに常軌を逸している。

そんななか、大手製薬会社ファイザーは二〇二〇年一一月九日、突然、「開発中の新型コロナワクチンに九〇％以上の有効性」と発表、世間をおどろかせた。

すぐに、日本のマスコミも飛び付いた。まさに、大衆〝洗脳〟にはうってつけのニュースだ。

九〇％の〝有効性〟に、期待を抱いたひともいるはずだ。

しかし、高橋徳博士（前出）は、「これぞ、数字マジック」と、バッサリ斬って捨てる。

同社は総被験者（四万三五三八人）のうち九四名のコロナ感染者を確認し、比較検討するとワクチン接種で九〇％の〝予防効果〟があった、と結論づけている。

その内容――。

A：二万一七六九九人　ワクチン未接種　感染者八五名
B：二万一七六九人　ワクチン接種　感染者九名→八九・四%の〝予防効果〟？

高橋博士は、その嘘をあばく。

「……A群（未接種）の非感染者は二万一六八四名（九九・六%）、B群（接種）の非感染者は二万一七六〇名（九九・九%）です。これだけの人がコロナに感染しなかった。つまり、ワクチンで、感染リスクはわずか〇・三%減るだけなのです」

これは完全に誤差の範囲。つまりこの実験結果は、ワクチンの〝無効〟を証明したに等しい。

モデルナ社は「九四・五%有効」と公表。しかし、これも同じ数字トリックによるもの。

「〝有効性〟は、生理食塩水なみ」（崎谷博征医師）。

つまりは、めくらましのでっちあげ……。

●〝コロナ死〟CDC六%、イタリア一一%！

高橋博士の指摘のように、バレるのも時間の問題だ。

それを知ってか、ファイザーCEO、A・ブーラ氏は、記者発表直後、自社株を大量売却している。同社株は、この発表で急騰。副社長も同様に持ち株を売却し、億単位の利益を得ている。ワクチン効能の発表直後の高騰を狙った、ロコツな売り逃げだ。

このファイザーのワクチン〝偽効能〟マスコミ発表は、効果絶大だった。発表と同時に、世界の製薬株は急上昇。競合他社のモデルナも、株価は年初来四倍にも高騰している。同社ＣＥＯ、Ｓ・バンセル氏も五〇万株を売却、巨利を得ている。

このように、コロナワクチン開発は、マネーゲームの道具と化している。

これら、大手製薬メーカーＣＥＯたちの自社株売り逃げラッシュは、その先に来るコロナ詐欺の露見を予見したものかもしれない。

〝死ぬ死ぬ〟詐欺も、いつかはバレる。

すでにイタリア政府は、真の〝コロナ死〟は発表の一二％と白状している。米国ＣＤＣ（米疾病予防管理センター）にいたっては、六％に〝訂正〟し、赤っ恥をかいている。

ＷＨＯも手のひらを返した。スウェーデンの勝利を「世界の理想！」と絶賛している。

なお、ポルトガルの裁判所は「ＰＣＲ検査診断は信頼性がなく違法」と判決を下している（二〇二〇年一一月一九日）。

「コロナ・ワクチンは絶対に受けない！」。ブラジル、ボルソナロ大統領は言明し「議会も国民に義務化しない」。他方、二〇二〇年に行われた米大統領選で一〇〇〇万票以上〝盗んだ〟とされるバイデンは「マスク着用強制」。コロナもディープステートか否かの〝踏み絵〟になっている。

●痛快！　天と地がひっくり返る

アメリカ大統領選挙も、コロナに負けず劣らず、壮大なるコメディだ。
人類の愚かさ、醜さ、滑稽さが大噴出して、じつに壮観だ。
こうして地球は、一大喜劇の巨大舞台と化した。

めざめたひとびとは、醜悪で奇怪なる群像劇を指差し、腹を抱えて笑うしかない。
めざめぬひとびとは、困惑し狼狽して、群像劇の舞台の上を右往左往するのみだ。

まさに二〇二〇年は、天と地がひっくり返る年となった。じつに痛快である。
混乱（パニック）と混沌（カオス）は、未来の新しい「緑の文明」誕生の胎動である。
古きは滅び、新しきは生じる。無知は衰え、真知は栄える。
コロナ禍、ワクチン、大統領選……。
滑稽、醜悪なる群衆劇を、見下ろし、俯瞰《ふかん》し、嗤《わら》いつつ……
心躍る未来の到来に、そなえようではないか――！

船瀬俊介

船瀬俊介（ふなせ・しゅんすけ）
1950年、福岡県に生まれる。九州大学理学部入学、同大学を中退し、早稲田大学第一文学部社会学科を卒業。地球環境問題、医療・健康・建築批評などを展開。文明批評家として、近代「火の文明」は、近未来「緑の文明」にシフトすると主張。同志を募って「船瀬塾」を主宰。さらに、年に500本は鑑賞する永遠の映画青年。シナリオ作品として『夕暮れまで』（黒木和雄監督、共作）、『なしか？』、『アンデス幻想』、『龍馬外伝、寺田屋襲撃』（未公開）などがある。
著書に、『抗ガン剤で殺される』、『笑いの免疫学』、『メタボの暴走』、『病院に行かずに「治す」ガン療法』、『ガンになったら読む10冊の本』、『健康住宅革命』、『原発マフィア』（花伝社）、『未来を救う「波動医学」』、『世界に広がる「波動医学」』、『あぶない抗ガン剤』、『維新の悪人たち』、『肉好きは8倍心臓マヒで死ぬ』、『フライドチキンの呪い』、『コロナと5G』（共栄書房）、『買ってはいけない』（金曜日）、『知ってはいけない⁉』、『「長生き」したければ、食べてはいけない⁉』、『ガン検診は受けてはいけない⁉』（徳間書店）、『日本の真相！』（成甲書房）、『魔王、死す』、『リニア亡国論』、『牛乳のワナ』（ビジネス社）など多数。

コロナとワクチン ――新型ウイルス騒動の真相とワクチンの本当の狙い

2021年1月15日　初版第1刷発行
2021年8月20日　初版第5刷発行

著者 ―――― 船瀬俊介
発行者 ――― 平田　勝
発行 ―――― 共栄書房
〒101-0065　東京都千代田区西神田2-5-11 出版輸送ビル2F
電話　03-3234-6948
FAX　03-3239-8272
E-mail　master@kyoeishobo.net
URL　http://www.kyoeishobo.net
振替　00130-4-118277
装幀 ―――― 黒瀬章夫（ナカグログラフ）
印刷・製本 ―― 中央精版印刷株式会社

ISBN978-4-7634-1096-2 C0036

コロナと5G

世界を壊す新型ウイルスと次世代通信

船瀬俊介　　定価（本体1500円＋税）

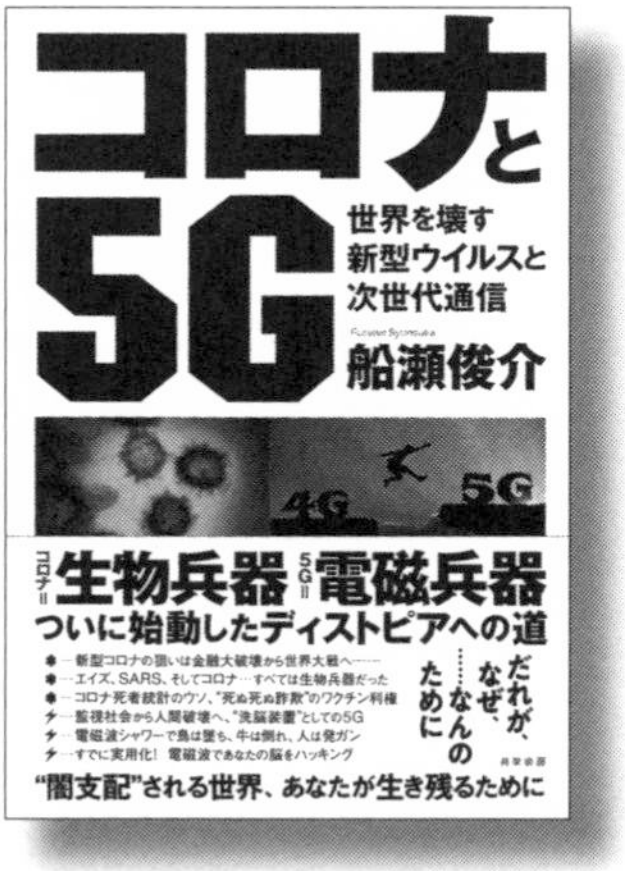

コロナ＝生物兵器　５Ｇ＝電磁兵器
ついに始動したディストピアへの道

だれが、なぜ、……なんのために
“闇支配”される世界、あなたが生き残るために